AF522826

Thomas Klein
Raimund von Helden

Wasser
für unsere Gesundheit

Reines Trinkwasser
und optimale Wasserzufuhr

Hygeia-Verlag

Haftungsausschluß

Dieses Buch wurde sorgfältig erarbeitet. Dennoch übernehmen Autoren und Verlag keinerlei Haftung für die Richtigkeit von Angaben und Empfehlungen sowie für eventuelle Druckfehler. Bei Beschwerden und Erkrankungen ist ärztlicher Rat einzuholen.

Bibliografische Informationen sind bei der Deutschen Bibliothek im Internet unter www.dnb.de abrufbar.

Thomas Klein, Raimund von Helden:
Wasser für unsere Gesundheit.
Reines Trinkwasser und optimale Wasserzufuhr.
Hygeia-Verlag Dresden 2018
2. Auflage 2018

ISBN 978-3-939865-19-3

www.hygeia.de

Die Welt ist wie ein Schachspiel;
die Figuren sind die Phänomene des Universums,
die Spielregeln nennen wir Naturgesetze.
Den Spieler auf der anderen Seite sehen wir nicht.
Wir wissen, sein Spiel ist immer fair,
immer gerecht und geduldig.
Wir wissen auch, er übersieht keinen Fehler,
sie gehen auf unsere Kosten, bei Unwissenheit
und Ignoranz übt er nicht die geringste Nachsicht.

THOMAS HENRY HUXLEY

Über die Verfasser

THOMAS KLEIN, Diplom-Ingenieur für Maschinenbau (TU Dresden), ist seit 2004 als Autor und Verleger tätig. Auf der Basis sorgfältiger wissenschaftlicher Recherchen veröffentlichte er mehrere Sachbücher, unter anderem:

- *Volkskrankheit Vitamin-B12-Mangel.*
  Über die schwerwiegenden Folgen geringer Zufuhr, gestörter Aufnahme und Verwertung von Vitamin B12.
- *Sonnenlicht – das größte Gesundheitsgeheimnis.*
  Sonnenmangel und seine schwerwiegenden Folgen.
- *Energieverlust und Krankheit durch Zahnherde.*
  Wie Herderkrankungen entstehen und überwunden werden.
- *Fluor – Vorsicht Gift!*
  Die schwerwiegenden Folgen der Fluoridvergiftung.
  (mehr über diese und andere Bücher im Internet unter www.hygeia.de).

Dr. med. RAIMUND VON HELDEN, Medizin-Studium (RWTH Aachen), Promotion in der Kinderheilkunde (Onkologie/ Endokrinologie). Seit 1984 als Arzt tätig, ab 1991 als freiberuflicher Hausarzt und Diabetologe in Lennestadt (Sauerland, Nordrhein-Westfalen).

Er ist Autor des Buches *Gesund in sieben Tagen. Erfolge mit der Vitamin-D-Therapie*, worin das *Akute Vitamin-D-Mangelsyndrom* erstmals beschrieben wird. Das Buch zeigt, wie wichtig Vitamin D für die Erhaltung und Wiedergewinnung unserer Gesundheit ist. – Die 18. Auflage wurde gemeinsam mit THOMAS KLEIN um 30 Seiten erweitert.

Dr. von Helden gründete das Institut *VitaminDelta* (Aufklärung über Vitamin D) und ist Mitglied im Komitee von *Grassroothealth.net*, einer Organisation von renommierten Wissenschaftlern aus aller Welt, mit dem Ziel der Information über Vitamin D.

Beide Autoren haben diese Bücher verfaßt:

- *Osteoporose als Folge fehlerhafter Ernährung und Lebensweise. Über die Irrtümer der Osteoporose-Medizin und die Kunst, gesund zu bleiben.*
- *Salz – das weiße Gift. Der Einfluß von Natrium, Kalium und Chlorid auf unsere Gesundheit.*

Die Autoren freuen sich über die Reaktion der Leser und sind dankbar für Anregungen und Kritik. Sie sind zu erreichen über:

www.hygeia.de (Thomas Klein) und
www.vitaminDservice.de (Raimund von Helden).

Thomas Klein und Raimund von Helden,
im Dezember 2017

Inhalt

Wasser – das Gesundheitsgeheimnis

> Wasser ist ein Urelement der lebendigen Natur,
> Wiege des Lebens und Mittelpunkt von allem,
> was lebt.
>
> Albert Szent-Györgyi von Nagyrápolt (1893–1986), Entdecker des Vitamin C

Wasserzufuhr ist lebensnotwendig

Wer Gesundheit, Wohlbefinden und Leistungskraft bewahren will, der muß alle Bedürfnisse seines Körpers erfüllen. Dazu gehören Luft und Wasser, Wärme, Licht und Sonnenschein, gesunde Ernährung und Lebensweise.

Wir befassen uns in diesem Buch mit dem Wasser, dem Urelement der lebendigen Natur, und verweisen zugleich auf unser Buch *Salz – das weiße Gift. Der Einfluß von Natrium, Kalium und Chlorid auf unsere Gesundheit.* Denn der Wasserhaushalt des Organismus wird mit diesen Elementen reguliert.

Trinkwasser ist lebensnotwendig; das ist bekannt. Dennoch wird die Bedeutung des Wassertrinkens weithin unterschätzt. Selbst viele Ärzte verkennen den Wert richtig dosierter Wasserzufuhr. Mit diesem Buch wollen wir die Irrtümer und Trugschlüsse richtigstellen, die das Wassertrinken betreffen.

Viele Menschen haben eine Abneigung gegen das Wassertrinken. Sie trinken alles mögliche: Kaffee, Tee, Cola, Limonade, Milch, Bier und Wein, nur kein Wasser. Diese Getränke enthalten zwar viel Wasser, doch reines Trinkwasser können sie nicht ersetzen.

Wassermangel geht zu Lasten des Wohlbefindens, der körperlichen und geistigen Leistungskraft. Langfristig werden Erkrankungen gefördert und die Alterung wird beschleunigt (die wissenschaftlichen Nachweise folgen in Kapitel 7).

Einige Organe sind besonders betroffen: So verschlechtert beständiger Wassermangel mit zunehmendem Alter die Nierenfunktion. Das kann bis zu chronischem Nierenversagen führen und ist nicht mehr rückgängig zu machen (Seite 106). Um dies zu vermeiden, ist stets für eine gute Wasserzufuhr zu sorgen.

Das Durstempfinden ist trügerisch. Durst meldet sich erst, wenn bereits Wassermangel besteht. Außerdem wird das Durstgefühl durch Zufuhr von Natriumchlorid (Kochsalz) unterdrückt. Salzhaltige Kost verursacht Wassermangel aufgrund des Anstiegs der Natrium- und Chlorid-Konzentration im Blut sowie aufgrund der Unterdrückung des Durstempfindens.

Dieses Buch zeigt, warum wir reines Trinkwasser benötigen, weshalb die Trinkwasser-Verordnung unzureichend ist und wie sich zu Hause aus Leitungswasser reines Trinkwasser gewinnen läßt.

Basismedizin ist die *Grundlage der Medizin* und hat die Erfüllung aller Lebensbedürfnisse zum Gegenstand. Die Mißachtung dieser Grundbedürfnisse geht zu Lasten von Gesundheit, Wohlbefinden und Leistungskraft.

Basismedizin ist echte *Naturmedizin*. Sie umfaßt alle natürlichen Stoffe und Einflüsse, die der Erhaltung und Wiederherstellung der Gesundheit dienen: frische Luft, reines Trinkwasser, Wärme, Sauberkeit, gesunde Nahrung, Erfüllung aller Nährstoffbedürfnisse, Ruhe, Schlaf und Erholung, Bewegung, Training von Kraft und Ausdauer, Freude im Leben und Erfüllung bei der Arbeit.

Ernährungsbedingte Krankheiten können nur durch Ernährungskorrektur geheilt werden, durch optimale Zufuhr aller notwendigen Nährstoffe. Lebensbedingte Krankheiten werden mit richtiger Lebensweise überwunden.

Die Medizin kann nur erfolgreich sein, wenn alle Forderungen der Basismedizin, wenn *alle* Lebensbedürfnisse erfüllt werden.

Wer sich richtig ernährt, der braucht keine Medizin. – Wer sich falsch ernährt, dem hilft keine Medizin.

In diesem Sinne gehört die wohldosierte Wasserzufuhr zur Basismedizin. Wir können nur gesund bleiben, wenn wir ausreichend reines Wasser trinken und jederzeit gut mit Wasser versorgt sind.

Wassertrinken kostet nichts und schadet nicht, denn Wasser ist frei von unerwünschten Nebenwirkungen. Selbst wenn man ein Glas zuviel trinkt, scheiden die Nieren das überschüssige Wasser umgehend aus.

Kapitel 1

Wasser ist lebensnotwendig

Vom Wasser kommt alles her,
durch das Wasser wird alles erhalten.

GOETHE

Alles Leben auf der Erde hat sich im und aus dem Wasser entwickelt. Alle Lebewesen benötigen Wasser. Alle Zellen sind von Wasser abhängig. Ohne Wasser gibt es kein Leben. Wasser ist das Lebenselixier; der Trank, der das Leben erhält. Ohne Wasserzufuhr geht der Mensch innerhalb weniger Tage zugrunde.

Obwohl hierzulande niemand verdurstet, leiden dennoch viele Menschen unter Wassermangel (Dehydration), oft ohne es zu merken. Salzhaltige Kost unterdrückt das Durstgefühl und erhöht die Natrium- und Chlorid-Konzentration im Blut.

Die Funktionen des Wassers im Organismus

Wasser ist kein Nährstoff und kein Nahrungsmittel, denn Wasser nährt nicht. – Wasser ist ein *Lebensmittel* und durch nichts zu ersetzen.

Wasser ist *Lösungs-* und *Transportmittel* im Organismus, da es Ionen-Bindungen schwächt und dadurch elektrisch geladene (polare) Moleküle löst.

Wasser verbessert die *Nährstoffaufnahme* im Darm, indem es polare Nährstoffe löst und befördert, wenn Wassermoleküle zwischen den Darmzellen durch die Darmwand ins Blut diffundieren (z. B. Mineralstoffe, wasserlösliche Vitamine, Aminosäuren, Glukose, Fruktose und andere Zuckermoleküle). – Wasser ist auch notwendig für den Transport der Nährstoffe durch die Darmzellen.

Wasser löst Nährstoffe und trägt sie zu den Zellen. Umgekehrt werden Stoffwechselgifte von den Zellen zu den Ausscheidungsorganen transportiert. Das geschieht vor allem über Blut und Lymphe. Das Blutplasma besteht zu 91 bis 92 Prozent aus Wasser, die Lymphflüssigkeit zu 96 Prozent.

Viele Stoffe können nur mit Hilfe des Wassers Biomembranen durchdringen (Zellmembranen, Schleimhautzellen im Darm, Endothelzellen der Kapillarwände, Blut-Hirn-Schranke, Membranen in den Nieren).

Wasser hält Elektrolyte (Ionen) in Lösung: im Blut, außerhalb der Zellen (Gewebeflüssigkeit, Zwischenzellraum) und in der Zellflüssigkeit (Zellplasma).

Zusammen mit den gelösten Elektrolyten hält Wasser den *osmotischen Druck* aufrecht, inner- und außerhalb der Zellen.

Wasser ist *Reaktionspartner* bei enzymatischen Reaktionen (z. B. hydrolytische Spaltung). Es wird bei biochemischen Reaktionen verbraucht oder freigesetzt (z. B. bei der Oxidation von Glukose und Fettsäuren).

Wasser fungiert als *Reaktionsumgebung* und ist erforderlich für die meisten biochemischen Reaktionen.

Wasser ermöglicht die *räumliche Faltung der Proteine* (Sekundär-, Tertiär- und Quartärstruktur der Proteine). Nur mit der richtigen Faltung und in der Umgebung von Wasser können Proteine ihre Funktion erfüllen.

Wasser dient als *Bau-* und *Füllstoff*, es ist *Strukturbestandteil* von Polysacchariden und Proteinen.

Wasser wirkt als *Gleitmittel*: *Gelenkknorpel* mit einem optimalen Wassergehalt gleiten mit Hilfe der *Gelenkflüssigkeit* mit minimalem Reibungswiderstand aufeinander. Eine schnelle Abnutzung des Knorpels wird so vermieden.

Durch gebundenes Wasser gleiten *Sehnen* und *Bänder* bei Bewegung auf der Knochenhaut. Auch die Fasern von Sehnen und Bändern gleiten nur in gut hydriertem Gewebe mit minimalem Reibungswiderstand aneinander.

Ohne Wasser könnten die *Bandscheiben* ihre Funktion nicht erfüllen: Der Faserring ist enormen Zugkräften ausgesetzt. Nur in gut hydriertem Zustand hält er diese hohen Zugkräfte aus. Reißen die Fasern, kommt es zum Bandscheibenvorfall. Gebundenes Wasser braucht auch der Gallertkern, der vom Faserring umschlossen ist und den richtigen Abstand der Wirbel zueinander aufrechterhält. Enthält der Gallertkern weniger Wasser, so macht sich das in einer etwas geringeren Körpergröße bemerkbar. Deshalb ist man abends etwas kleiner als morgens, weil der beim Liegen entlastete Gallertkern während des Nachtschlafes Wasser aufsaugt und schließlich gut hydriert ist. Wirkt hingegen tagsüber die Schwerkraft auf die Wirbelsäule, wird ein Teil des Wassers aus den Gallertkernen der Bandscheiben gepreßt, was zu einer geringeren Körpergröße führt (höchstens ein bis zwei Zentimeter beim Erwachsenen).

Im Gewebe gebundenes Wasser steigert die *Festigkeit* von Sehnen, Bändern und Bandscheiben (die Zugfestigkeit des Faserringes), ebenso die Festigkeit der Knorpel und der *Knochen*. Dehydrierte Knochen sind spröde und bruchanfällig (mehr dazu in unserem Buch *Osteoporose als Folge fehlerhafter Ernährung und Lebensweise. Über die Irrtümer der Osteoporose-Medizin und die Kunst, gesund zu bleiben*).

Der *Augapfel* besteht zu 99 Prozent aus Wasser. Das verleiht ihm seine *Durchsichtigkeit*. Auch die *Augenlinse* hat einen hohen Wassergehalt.

Wasser ist wesentlicher Bestandteil von Schleim, schützt dadurch die *Schleimhäute* vor dem Austrocknen und verhindert den Befall mit Mikroorganismen.

Die Faserstoffe in der Nahrung binden Wasser im *Dickdarm*. Fehlt es daran, kommt es zur Verstopfung, die Exkremente werden hart und der Stuhlgang bereitet Beschwerden.

Wasser hat eine *hohe spezifische Wärmekapazität*. Das *hohe Wärmespeichervermögen* des Wassers und der hohe Wassergehalt des Körpers schützen vor Überhitzung und Unterkühlung.

Wasser wird zur *Wärmeregulation* des Organismus gebraucht. Beim Schwitzen verdunstet Wasser auf der Haut und die Verdunstungskälte kühlt (mehr zur Thermoregulation auf Seite 29).

Auch die Zufuhr von Wasser trägt zur Wärmeregulation bei: Das Trinken kalten Wassers hilft bei Hitze, die Körpertemperatur zu senken und Überhitzung zu vermeiden. Heiße Getränke und Suppen werden hingegen bei Kälte als angenehm empfunden.

Das Wassermolekül H_2O wirkt als *Dipol*: das negativ geladene Sauerstoffatom steht im Gleichgewicht mit den positiven Teilladungen der beiden Wasserstoffatome.

Zwischen den Wassermolekülen werden durch elektrostatische Anziehung *Wasserstoffbrücken* aufgebaut, und zwar durch gegenseitige Anziehung der Sauerstoff- und Wasserstoffatome benachbarter Wassermoleküle.

Diese Wasserstoffbrücken werden ständig auf- und abgebaut. Das geschieht in extrem hoher Frequenz von 10^{-8} bis zu 10^{-12} pro Sekunde.

Salze wie Natriumchlorid (Na Cl) werden ebenfalls durch elektrostatische Anziehungskräfte zusammengehalten. Wasser schwächt diese Bindungskräfte und löst Salzkristalle auf, wodurch Natrium- und Chlorid-Ionen in Lösung gehen, verbunden mit der Ausbildung sehr stabiler hydratisierter Na^+- und Cl^--Ionen. Auf diese Weise werden einfache polare organische Verbindungen gelöst.

Polare Moleküle und Ionen sind von einer Hydrathülle umgeben, also von Wassermolekülen. Dadurch können sich die geladenen Teilchen frei im Wasser bewegen.

Polare Moleküle sind *hydrophil* (wasserliebend, in Wasser löslich). Bekannt ist die Wasserlöslichkeit von Zucker, Alkohol, Aldehyden und Ketonkörpern.

Unpolare Moleküle sind dagegen *hydrophob* (wassermeidend). Deshalb haben Fettsäuren nur eine schwache Polarität und lösen sich nicht in Wasser.

Zahnschmelz	0,2 %
Knochen	20 – 25 %
Fettgewebe	3 – 28 %
Elastisches Gewebe	50 %
Knorpel	55 %
Rote Blutzellen	65 %
Weiße Gehirnsubstanz	68 – 73 %
Leber	70 – 80 %
Muskulatur	73 – 76 %
Schilddrüse	76 %
Milz	76 %
Thymus	77 %
Darmwand	77 %
Bauchspeicheldrüse	78 %
Lungen	79 %
Herzmuskel	79 %
Bindegewebe	80 %
Gesamtblut	78 – 83 %
Nieren	77 – 84 %
Graue Gehirnsubstanz	83 – 85 %
Blutplasma	91 – 92 %
Lymphe	96 %
Glaskörper (Auge)	99 %

Der Wassergehalt von Organen, Geweben und Körperflüssigkeiten.

Der Einfluß des Fettgewebes auf den Wassergehalt des Körpers

Oft werden uns solche Zahlen präsentiert: Der Körper eines Säuglings bestehe zu 75 Prozent aus Wasser, der eines jungen Erwachsenen zu 60 bis 65 Prozent und der eines alten Menschen meist nur noch zu 45 bis 55 Prozent. Dem wird gleich der Hinweis nachgeschoben, ältere Menschen müßten mehr trinken, damit sie nicht austrocknen.

Es verhält sich jedoch anders: Das Fettgewebe besteht bei Schlanken zu 12 bis 20 Prozent aus Wasser (Mittelwerte), bei Übergewichtigen zu 6 bis 10 Prozent (Tiefstwert 2,25 Prozent, Lochner 2009). – Mit zunehmendem Alter ist bei vielen Menschen eine Fettzunahme festzustellen. Da Fettgewebe kaum Wasser enthält, hat Übergewicht einen geringeren Wasseranteil des Körpers zur Folge, unabhängig vom Alter. Das betrifft also auch übergewichtige Kinder.

Wer schlank bleibt, der behält auch im Alter einen hohen Wasseranteil seines Körpers.

Frauen verfügen über größere Fettreserven als Männer. Denn Frauen benötigen während der Schwangerschaft und Stillzeit mehr Fettreserven für den Fall der Nahrungsknappheit (optimaler Körperfettanteil bei Männern 5 bis 15 Prozent, bei Frauen 12 bis 20 Prozent).

In Ländern mit hohem Anteil an übergewichtigen Menschen haben junge Männer im Durchschnitt einen Wasseranteil des Körpers von etwa 65 Prozent und alte Männer von 55 Prozent, junge Frauen von 55 Prozent und alte Frauen von 45 Prozent. Das liegt an der Zunahme der Fettdepots.

Der Anteil des Wassers am Körpergewicht läßt keinen Rückschluß auf die Wasserversorgung des Körpers zu. Ein fettleibiger Mensch mit einem Körperwasseranteil von 50 Prozent kann durchaus gut mit Wasser versorgt sein, ein abgemagerter Mensch hingegen kann selbst bei einem Körperwasseranteil von 65 Prozent unter Wassermangel leiden.

Entscheidend ist die Wasserversorgung von Blut, Zwischenzellraum (extrazelluläres Wasservolumen) und Zellen (intrazelluläres Wasservolumen). Das Wasser in Knochen und Fettzellen ist hierbei irrelevant.

Kapitel 2

Der Wasserhaushalt

> Das Prinzip aller Dinge ist das Wasser;
> aus Wasser ist alles, und ins Wasser kehrt alles zurück.
>
> Thales von Milet

Die Wasserbilanz des Menschen

Bei ausgeglichener Wasserbilanz halten sich Zufuhr und Verluste die Waage.

Die *Wasserzufuhr*: Trinkwasser sowie das Wasser in Getränken und Speisen. Außerdem entsteht Wasser im Energiestoffwechsel bei der Oxidation von Zucker und Fett in den Zellen. Die Menge des dabei anfallenden Oxidationswassers beträgt ungefähr 0,3 Liter pro Tag (bei einem Kalorienverbrauch von 9 bis 10 MJ, Megajoule).

Die *Wasserverluste*: Verloren geht Wasser über Nieren, Darm, Lungen (Atemluft) und Haut (Schweiß), ferner in kleinen Mengen über die Tränenflüssigkeit, das Nasensekret, den Speichel, über die Spermaflüssigkeit, das Scheidensekret und die Monatsblutung. – Alle Wasserverluste sind durch Wasserzufuhr auszugleichen.

Bei Erbrechen oder Durchfall kann es zu hohen Verlusten an Wasser und Elektrolyten kommen, die umgehend zu ersetzen sind.

Stillende Mütter geben bis zu 1,5 Liter Milch am Tag. Das dafür notwendige Wasser müssen sich Stillende gleichfalls zuführen.

Bei Blutverlust aufgrund von Verletzung oder Unfall geht ebenfalls Wasser verloren. Kritisch ist dabei jedoch weniger der Wasserverlust, der sich schnell ersetzen läßt, sondern der Verlust an festen Bestandteilen des Blutes, vor allem an roten Blutzellen und dem im Hämoglobin gespeicherten Eisen.

Die Wasserverluste über den Darm

Je nach Stuhlvolumen und Konsistenz werden über den Darm etwa 0,2 bis 0,5 Liter Wasser in 24 Stunden ausgeschieden. Bei Durchfall sind die Wasserverluste höher.

Die Wasserverluste über die Schweißdrüsen

Der Körper kann über die Schweißdrüsen 0,5 Liter Wasser pro Tag verlieren, ohne daß dies als Schwitzen wahrgenommen wird. Bei Hitze und starker Muskelarbeit können Erwachsene in Extremfällen 3 Liter Schweiß pro Stunde bilden, mitunter sogar noch mehr (Rehrer 1996). Ein Arbeiter am Hochofen kann bis zu 8 Liter Wasser pro Schicht verlieren, also 1 Liter Schweiß pro Stunde.

Die Wasserverluste durch Schwitzen können also sehr hoch ausfallen. Starkes Schwitzen erfordert wiederholte reichliche Wasserzufuhr.

Unbekleidet und in Ruhe werden Temperaturen von 27 bis 31 °C als angenehm empfunden, nicht zu warm und nicht zu kalt, abhängig von Konstitution und Veranlagung.

Je nach Bekleidung ändert sich die Temperatur, bei der man sich wohlfühlt. Bekleidung sorgt für Wärmedämmung und damit für eine geringere Wärmeabstrahlung.

Die Körpertemperatur erhöht sich auch durch Muskelarbeit. Deshalb werden bei Sport und Schwerstarbeit deutlich niedrigere Temperaturen als angenehm empfunden, und es wird leichte Bekleidung bevorzugt.

Überschüssige Körperwärme wird abgeführt durch:

1. *Wärmeabstrahlung.* – Je höher die Temperaturdifferenz von Hautoberfläche und Umgebung, desto höher die Wärmeabstrahlung vom Körper an die Umgebung, desto stärker der kühlende Effekt. Die Wärmeabstrahlung wird durch Bekleidung vermindert. Die meiste Wärme wird unbekleidet abgestrahlt. – Eine Oberflächentemperatur der Haut von 32 °C wird als angenehm empfunden. Die Umgebungstemperatur sollte deshalb nicht über 31 °C ansteigen, weil sonst keine Wärmeabstrahlung mehr möglich ist. Je höher die Umgebungstemperatur über 32 °C, desto höher die Wärmeeinstrahlung auf den Körper, wodurch der Körper zusätzliche Wärme erhält und überhitzt wird.
2. *Wärmeabfuhr durch Wärmeübertragung (Konvektion).* – Erfolgt durch Wind, Luftzug oder Gebläse. Ab einer Lufttemperatur von 31 bis 32 °C ist keine Wärmeübertragung mehr möglich. Je geringer die Lufttemperatur unterhalb von 31 °C, je größer die unbedeckte Hautoberfläche und je stärker der Wind, desto größer ist die Kühlung.

3. *Wärmeabfuhr durch Wärmeübertragung* (Baden, Duschen). – Die Wassertemperatur muß unter 31 °C liegen. Bei Überhitzung kühlt jedoch nur deutlich kälteres Wasser. Nach der Sauna wird auch Wasser mit einer Temperatur von 8 bis 12 °C als wohltuend empfunden.
4. *Kühlung durch Trinken kalten Wassers.*
5. *Verdunstung von Wasser auf der Haut* (Schweiß, Badewasser). – Diese Art der Kühlung erfolgt auch bei hohen Temperaturen über 32 °C.

Bei der Verdunstung von Wasser wird dem verbleibenden Wasser und der Umgebung Wärmeenergie entzogen: etwa 2400 kJ (Kilojoule) pro Liter verdunstetes Wasser. Dieser Entzug von Wärmeenergie wird als Verdunstungskälte wahrgenommen. Deshalb kühlt der Schweiß die Haut beim Verdunsten, ebenso das Wasser nach dem Baden oder Duschen. Durch Verdunstung kühlen große Bäume ihre Umgebung; deshalb ist es im Wald auch im Hochsommer angenehm kühl.

Bei Kühlung der Hautoberfläche wird Wärme vom Körperinneren an die Haut abgeführt und die überhöhte Kerntemperatur gesenkt. Allerdings kühlt nur der verdunstende Schweiß und nicht der Schweiß, der abfließt und abtropft, der abgewischt wird oder bloß die Kleidung durchnäßt.

Die Verdunstungsrate steigt mit der Temperatur, erhöht sich bei Luftzug und trockener Luft. Ist hingegen die Luft mit Wasserdampf gesättigt (Luftfeuchte 100 Prozent), verdunstet kein Schweiß mehr: Er fließt zwar in Strömen, doch er kühlt nicht, weil er nicht verdunsten kann.

Bei 100 Prozent Luftfeuchtigkeit ist eine Temperatur von 30 oder 31 °C kaum noch auszuhalten, erst recht nicht in der heißen Sonne. Hingegen wird eine Temperatur von 35 °C bei trockener Luft gut toleriert, weil der Schweiß verdunstet und dadurch kühlt.

Hitze ist also bei hoher Luftfeuchtigkeit kritisch für die Temperaturregulation. Zugleich ist das starke Schwitzen mit hohem Wasserverlust verbunden. Das verlorene Wasser sollte umgehend mit kühlem Trinkwasser ersetzt werden, um eine zusätzliche Kühlung zu bewirken. Das Wasser darf allerdings nicht zu kalt sein, ansonsten wird nicht genug getrunken.

Die Wasserverluste über die Atemluft

In den gemäßigten Breiten verliert ein Erwachsener ohne körperliche Aktivität etwa 0,25 bis 0,35 Liter Wasser über die Atemluft in 24 Stunden. Bei Ausdauersport mit hohem Atemvolumen erhöhen sich die Verluste, besonders bei kalter trockener Luft, zum Beispiel beim Skilaufen oder beim Bergsteigen in großer Höhe.

Die Wasserverluste über die Nieren

Gesunde Nieren können den Harn soweit konzentrieren, daß in 24 Stunden nur etwa ein halber Liter Wasser ausgeschieden wird, also 0,02 Liter pro Stunde (ein halbes Schnapsglas). Die Konzentration osmotisch wirksamer Substanzen im Urin erreicht bei jungen Erwachsenen bis zu 1400 mmol/l.

Mit zunehmendem Alter läßt die Funktion der Nieren nach und sie können den Urin nicht mehr so stark konzentrieren. Die maximale osmotische Konzentration liegt dann mitunter nur noch bei 500 bis 700 mmol/l (Popkin 2010). Damit verlieren ältere Menschen je nach Nierenfunktion mehr Wasser über die Nieren und die Dehydration verschlimmert sich.

Bei übermäßiger Wasserzufuhr können die Nieren höchstens 1 bis 1,2 Liter Urin pro Stunde bilden (15 bis 20 ml pro Minute). Dabei kann die Menge gelöster Stoffe im Urin bis auf 40 mmol/l vermindert werden (bei jungen Menschen mit gesunden Nieren). Bei alten Menschen mit eingeschränkter Nierenfunktion sind mitunter nur noch 90 mmol/l möglich (Popkin 2010).

Die meisten Menschen scheiden täglich 1 bis 2 Liter Urin aus. Es empfiehlt sich jedoch, über den Tag verteilt so viel Wasser zu trinken, daß etwa 2 bis 2,5 Liter Urin ausgeschieden werden. Der Urin sollte hellgelb und nicht dunkelgelb gefärbt sein. Nur der Morgenurin ist dunkel, weil dieser zwangsläufig stärker konzentriert ist, wenn nachts nichts getrunken wird.

Erhöhte Wasserverluste bei Ausscheidung harnpflichtiger Substanzen

Leistungsfähige Nieren benötigen mindestens 15 Gramm Wasser zur Ausscheidung von einem Gramm harnpflichtiger Substanzen (Harnstoff, Harnsäure, Kreatinin). Ist der Urin ausreichend verdünnt, werden die Nieren geschont. Deshalb brauchen selbst gesunde Nieren mindestens 50, besser 75 Gramm Wasser pro Gramm harnpflichtige Substanzen.

Harnpflichtige Substanzen entstehen entsprechend der Zufuhr von Protein (Abbau zu Harnstoff) und Purinen

(Abbau zu Harnsäure), der Muskelmasse und Muskelarbeit, etwa beim Krafttraining (Bildung von Kreatinin).

Dehydration hat einen stark konzentrierten Urin zur Folge und schädigt die Nieren auf Dauer, vor allem bei niedrigem Urin-pH-Wert (Zufuhr von viel tierischem Protein, wenig Obst und Gemüse) und hoher Ausscheidung von Harnsäure. Das führt zu einem Rückgang der Nierenfunktion mit zunehmendem Alter und kann schließlich chronisches Nierenversagen zur Folge haben (Seite 106). – Um das zu vermeiden, ist über den Tag verteilt ausreichend Wasser zu trinken, damit der Urin verdünnt wird. Wichtig ist außerdem, die Entstehung von Harnstoff und Harnsäure auf ein gesundes Maß zu verringern, indem weniger tierisches Protein und weniger purinreiche Nahrung zugeführt werden.

Erhöhte Wasserverluste bei Ausscheidung überschüssiger Mineralstoffe

Auch die Ausscheidung von Natrium, Chlorid, Kalium, Kalzium und Magnesium über die Nieren erfordert zusätzliches Wasser.

Bei Zufuhr von Natriumchlorid erhöht sich der Wasserbedarf, um dadurch die erhöhte Konzentration an Natrium und Chlorid im Blut wieder zu senken.

Die notwendige Wasserzufuhr: Der Ausgleich der Verluste

Die Wasserausscheidung über die Nieren wird genau reguliert und ist von der Wasserzufuhr abhängig. Die übrigen Wasserverluste werden durch diese Faktoren bestimmt:

- Atemluft (Luftfeuchtigkeit, Atemvolumen),
- Schweiß (Temperatur, Muskelarbeit, Bekleidung, Verdunstungsrate, Luftfeuchte),
- Wassergehalt der Exkremente (z.B. vom Gehalt wasserbindender Faserstoffe abhängig),
- Milchbildung bei stillenden Müttern,
- krankheitsbedingte Wasserverluste (bei Durchfall oder Erbrechen).

Die Wasserzufuhr ist so zu bemessen, daß über den Tag verteilt die Nieren etwa 2 bis 2,5 Liter Wasser ausscheiden. Bei Zufuhr von Salz und tierischem Protein (Fleisch, Fisch, Eier, Käse) ist mehr Wasser nötig.

In den Stunden nach einer salzhaltigen und proteinreichen Mahlzeit ist öfter Wasser zu trinken, um eine gute Verdünnung des Urins zu bewirken. Aus diesem Grunde ist bei der Abendmahlzeit Zurückhaltung bei Salz und tierischem Protein ratsam, weil man während des Nachtschlafes nichts trinkt und die Dehydration während der Nacht nicht verstärken sollte.

Verluste		*Zufuhr*	
Atemluft	0,3	Oxidationswasser	0,3
Schweiß	0,5	Wasser, Getränke	2,0
Exkremente	0,5	Wasser in der Nahrung	1,0
Nieren	2,0		
Summe	3,3	*Summe*	3,3

Beispiel für die Wasserbilanz eines Erwachsenen in 24 Stunden [Angaben in Liter].

In unserem Beispiel werden 2 Liter Wasser getrunken, um alle Verluste des Tages auszugleichen und dafür zu sorgen, daß die Nieren 2 Liter Wasser ausscheiden können.

Wird nicht 1 Liter Wasser mit der Nahrung zugeführt, sondern 2,5 Liter (über 3 Kilogramm Obst und Gemüse), so müssen nur noch 0,5 Liter Wasser getrunken werden. Natürlich kann auch 1 Liter Wasser getrunken werden (anstelle von 0,5 Litern); doch dann scheiden die Nieren 2,5 Liter Wasser aus.

Der Wasserbedarf ist somit von vielen variablen Faktoren abhängig. Deshalb ist die Forderung verfehlt, man solle am Tag zwei Liter Wasser trinken. Das kann ausreichend sein, aber auch zu wenig, wenn etwa viel Wasser durch Schwitzen verloren geht. Es kann jedoch auch zu viel sein, wenn bereits viel Wasser über Obst und Gemüse zugeführt wird.

Kein Wasservorrat im Organismus

Ist der Organismus gut mit Wasser versorgt, kann er kein weiteres Wasser speichern. Wird dennoch weiteres Wasser zugeführt, wird dieses umgehend wieder über die Nieren ausgeschieden.

Da der Organismus über keinen Wasservorrat verfügt, sollte ihm Wasser zugeführt werden, wenn er es benötigt. Trinkwasser sollte stets verfügbar sein, im Glas auf dem Schreibtisch oder in der Flasche unterwegs.

Bedarfsgerechte Wasserzufuhr

Die Nieren arbeiten beständig, auch nachts. Fortwährend fließt mit dem Urin Wasser in die Blase. Diese Wasserverluste sollten ausgeglichen werden, sobald die Konzentration osmotisch wirksamer Stoffe im Blut ansteigt.

Wenn das Trinken eines Glases Wasser als angenehm empfunden wird, dann hat der Körper dieses Wasser dringend benötigt. Ein Wasserdefizit von einem halben Liter ist schon recht viel, denn das entspricht nahezu einem Prozent des fettfreien Körpergewichts bei normaler Statur. Ein halber Liter Wasserverlust ist also bereits mit einer erheblichen Dehydration verbunden: Der Urin wird stärker konzentriert.

Nachts beim Schlafen läßt sich die zunehmende Dehydration nicht vermeiden. Etwa 0,1 Liter Wasser gehen über die Atemluft verloren, mindestens 0,2 Liter über die Nieren. Das erfordert morgens wenigstens zwei Gläser Wasser (zusammen 0,4 Liter), mitunter mehr, um das während der Nacht entstandene Wasserdefizit auszugleichen.

Wasseraufnahme

Im Magen und Zwölffingerdarm (*Duodenum*) wird kein Wasser aufgenommen. Bei höherer osmotischer Konzentration des Speisebreis gegenüber dem Blutserum wird der Speisebrei sogar durch Wasserabsonderung der Schleimhäute verdünnt, bis die gleiche osmotische Konzentration erreicht ist wie im Blut.

Erst im Leerdarm (*Jejunum*), dem mittleren Abschnitt des Dünndarms, erfolgt die Aufnahme von Wasser und Elektrolyten, gefördert durch die Wiederaufnahme des Hydrogenkarbonats der Gallenflüssigkeit.

Im Krummdarm (*Ileum*), dem letzten Drittel des Dünndarms, setzt sich die Wasseraufnahme fort, begleitet von der aktiven und passiven Aufnahme von Mineralstoffen. Im Dickdarm (*Colon*) wird das restliche Wasser aufgenommen, bis der Darminhalt nur noch wenig Wasser enthält.

Die Schnelligkeit der Wasseraufnahme

Reines Wasser wird im Darm am schnellsten aufgenommen. Zur schnellen Überwindung eines Wasserdefizits ist das Trinken reinen Wassers zu empfehlen, bei starkem Durchfall (z. B. bei Cholera oder Ruhr) das Trinken der WHO-Lösung (eine isotonische Trinklösung mit Glukose, Natriumchlorid und anderen Elektrolyten).

Wasser im Verdauungstrakt

Im Dickdarm wird der verdaute Nahrungsbrei eingedickt. Enthält die Nahrung zu wenig Faserstoffe, wird zu viel Wasser entzogen. Die Exkremente werden hart, die Darmpassage verlangsamt sich und es kommt zu Verstopfung. Der Stuhlgang wird beschwerlich und mitunter zu einer langwierigen Angelegenheit.

Das läßt sich vermeiden mit einer Ernährung, die reich an Faserstoffen ist, am besten mit Obst und Gemüse. Die Faserstoffe binden Wasser und bewahren den Exkrementen eine weiche Konsistenz. Der Stuhlgang verläuft ohne Beschwerden und ist schnell erledigt.

Abhilfe versprechen auch gemahlene Erdmandeln (ein- bis dreimal täglich ein Tee- oder Eßlöffel). Dazu ist reichlich Wasser zu trinken (mindestens zwei Gläser). Die Erdmandeln quellen und binden dadurch Wasser im Dickdarm; die Exkremente werden weich. Das ist hilfreich bei Verstopfung, Beschwerden mit Hämorrhoiden und Analfissuren.

Eine ähnliche Wirkung hat frisch gemahlener Leinsamen (ein Teelöffel, danach wiederholt viel Wasser).

Störung des osmotischen Gleichgewichtes

Die optimale Konzentration osmotisch wirksamer Substanzen im Blutplasma liegt bei 290 bis 295 mmol/l.

Nach dem Verzehr salzhaltiger Kost steigt die Konzentration an Natrium und Chlorid im Blut an. Das erfordert die Zufuhr zusätzlichen Wassers, um die osmotische Konzentration im Blut auf den Normwert zu senken. Dieses zusätzliche Wasser wird über die Nieren ausgeschieden und mit ihm überschüssiges Natrium und Chlorid.

Da das überschüssige Wasser schneller ausgeschieden wird als das überschüssige Natrium und Chlorid, muß wiederholt Wasser getrunken werden, bis sich die Natrium- und Chlorid-Konzentration im Blut normalisiert hat. Doch bevor das geschieht, erfolgt zumeist die nächste salzhaltige Mahlzeit, womit der Wasser- und Elektrolyt-Haushalt erneut gestört wird.

Je höher die Zufuhr von Natriumchlorid, desto höher ist der zusätzliche Bedarf an Wasser und desto länger dauert es bis zur Normalisierung des Wasser- und Elektrolyt-Haushaltes (meist handelt es sich um Stunden).

Der positive und negative Einfluß der Nahrung auf die Wasserbilanz

In Obst und Gemüse ist der Wassergehalt hoch. Das ist ein positiver Beitrag zur Wasserbilanz.

Wird gekochtes Gemüse gesalzen, verringert sich mit zunehmender Salzmenge der positive Beitrag zur Wasserbilanz und schlägt ab einer bestimmten Menge ins Negative um. Sauerkraut zum Beispiel enthält zwar 90 Prozent Wasser, doch auch 16,5 Gramm Natriumchlorid pro Kilogramm.

Sauerkraut wirkt negativ auf die Wasserbilanz, weil die Natrium- und Chlorid-Konzentration höher ist als im Blutplasma. Der Verzehr von Sauerkraut erhöht den Wasserbedarf und verursacht Durst.

Nahrungsmittel, denen Salz zugesetzt ist, gehen in der Regel negativ in die Wasserbilanz des Körpers ein, selbst wenn sie viel Wasser enthalten. Je höher der Salzgehalt, desto stärker der negative Effekt auf den Wasserhaushalt, und die dadurch verursachte Dehydration.

Von allen Nahrungsmitteln haben nur Obst und Gemüse einen positiven Effekt auf die Wasserbilanz: Der Wassergehalt ist hoch (Tabelle Seite 41), der Gehalt an Natrium und Chlorid ist dagegen gering. Bei Verzehr von Obst und Gemüse ohne Zusatz von Salz wird die Konzentration an Natrium und Chlorid im Blutplasma kaum angehoben.

Auch Suppen liefern dem Organismus Wasser, sofern ihnen kein oder nur wenig Salz zugesetzt ist. Doch meistens werden sie gesalzen, damit sie schmecken; und die kritische Salzmenge ist schnell überschritten.

	Natrium	Chlorid	Salzgehalt
Blutplasma	3,2	3,5	
Sauerkraut	6,6	9,9	16,5
Meerwasser	10,4	19,3	35,0

Die Natrium- und Chlorid-Konzentration von Blutplasma, Sauerkraut und Meerwasser [g/kg]. Meersalz besteht nur zu 85 Prozent aus Natrium und Chlorid.

Ananas	84 %	Blumenkohl	91 %
Apfel	85 %	Broccoli	89 %
Aprikose	86 %	Chicorée	92 %
Avocado	70 %	Chinakohl	94 %
Banane	74 %	Eisbergsalat	95 %
Birne	83 %	Gemüsepaprika	90 %
Brombeere	86 %	Grünkohl	86 %
Erdbeere	90 %	Gurke	96 %
Grapefrucht	86 %	Kartoffel	80 %
Heidelbeere	85 %	Kohlrabi	91 %
Himbeere	84 %	Kopfsalat	95 %
Honigmelone	92 %	Knollensellerie	90 %
Kirsche	83 %	Möhre	89 %
Kiwi	81 %	Rosenkohl	86 %
Mandarine	86 %	Rote Rübe	86 %
Mango	83 %	Spinat	92 %
Orange	86 %	Stangensellerie	92 %
Papaya	94 %	Tomate	94 %
Pfirsich	87 %	Weißkohl	90 %
Pflaume	86 %	Zucchini	94 %
Wassermelone	90 %	Zuckermais	75 %
Weinbeere	81 %	Zwiebel	90 %

Der Wassergehalt von Obst und Gemüse.

Bei Wassermangel konzentrieren die Nieren den Urin stärker, damit weniger Wasser mit dem Urin verlorengeht. Die Konzentration gelöster Stoffe im Urin gibt Auskunft über das Ausmaß der Dehydration:

Übermäßige Wasserzufuhr	unter 200 mmol/l
Gute Wasserzufuhr	200 – 400 mmol/l
Akzeptable Wasserzufuhr	400 – 500 mmol/l
Dehydration	500 – 800 mmol/l
Starke Dehydration	800 – 1000 mmol/l
Extreme Dehydration	über 1000 mmol/l

Eine *Urinprobe* gibt Auskunft über die Wasserversorgung des Körpers während der Zeit des Urinsammelns in der Harnblase. Diese Periode kann von kurzer Dauer sein, wenn viel Wasser getrunken wurde und sich die Blase schnell mit verdünntem Urin füllt. Bei starker Dehydration dauert es hingegen Stunden bis zum nächsten Wasserlassen; der Urin ist entsprechend konzentriert. – Dieser Urin-Wert gibt also nur Auskunft für die Zeit der Sammelphase.

Die *Konzentration gelöster Stoffe im 24-Stunden-Urin* erlaubt hingegen eine Aussage über den Status der mittleren Wasserversorgung über den gesamten Tag. – Der Nachteil: Dieser Mittelwert kann über eine lange Phase starker Dehydration während des Tages hinwegtäuschen, wenn tagsüber fast kein Wasser und erst am Abend reichlich Bier getrunken wird, was mit einer entsprechenden Verdünnung des 24-Stunden-Urins verbunden ist.

Die Konzentration osmotisch wirksamer Stoffe im 24-Stunden-Urin sollte stets unter 500 mmol/kg liegen (PERRIER 2015).

Zahlreiche Untersuchungen zeigen, daß zwei Drittel der Kinder und Jugendlichen morgens bei Schulbeginn stark dehydriert sind (über 800 mmol/kg), obwohl die meisten gefrühstückt und dazu etwas getrunken haben, jedoch zu wenig (Seite 103). Die Dehydration verstärkt sich im Laufe des Vormittags, weil kein oder kaum Wasser getrunken wird. Bei Erwachsenen sieht es ähnlich aus. Ein Erwachsener braucht morgens 0,4 bis 0,5 Liter Wasser, um den während der Nacht entstandenen Wassermangel auszugleichen.

Leitwert des Urins. – Je höher die Konzentration gelöster Stoffe im Urin, desto höher dessen Leitwert und desto stärker die Dehydration (Shirreffs 1998, zum Leitwert Seite 69). Ein Leitwert-Meßgerät ist preiswert und erlaubt sofort die Bestimmung des Wasserstatus.

Sichttest. – Die Färbung des Urins ist ein guter Indikator für die Konzentration osmotisch wirksamer Stoffe: Je stärker die gelbe Färbung, desto höher die Konzentration (McKenzie 2017, Zhang 2017). Um die Färbung korrekt beurteilen zu können, sollte der Urin in ein Glas und nicht in eine wassergefüllte Toilette gegeben werden. Das kostet keinen Cent und das Ergebnis ist sofort sichtbar.

Im Alltag genügt es, auf die Färbung in der wassergefüllten Toilette zu achten. Geht diese trotz Verdünnung ins Gelbe, wird es höchste Zeit, mehr zu trinken. Auch der seltene Gang zur Toilette und eine geringe Urinmenge mahnen zum Trinken.

Speichel. – Bei Dehydration steigt auch die Konzentration osmotisch wirksamer Stoffe im Speichel an. Es kommt zu einem Gefühl der Trockenheit im Mund.

Körpergewicht. – Bei starkem Wasserverlust in kurzer Zeit durch Schwitzen läßt sich die Dehydration ermitteln durch Bestimmung des Körpergewichts vor und nach dem Training. Der Verlust von 1 Prozent des Körpergewichts ist bereits kritisch (0,7 Liter Wasser bei einem Körpergewicht von 70 Kilogramm). Bei 2 Prozent Gewichtsverlust ist ein deutlicher Leistungsabfall zu verzeichnen (Seite 105).

Die Anzeichen der Dehydration:

- Durst.
- Längere Zeit kein Wasser getrunken.
- Längere Zeit keinen Urin gelassen.
- Urin konzentriert. Je stärker die gelbe Färbung, desto stärker die Dehydration.
- Gefühl der Trockenheit im Mund, die Zunge erscheint rissig.
- Das Trinken von reinem Wasser wird als angenehm und wohltuend empfunden.
- Die Haut des Handrückens bleibt nach dem Hochziehen einer Falte sekundenlang stehen.

Kapitel 3

Die Regulierung des Wasserhaushaltes

Für einen klugen Mann ist Wasser das einzige Getränk.
HENRY DAVID THOREAU

Der Wasserbedarf

Pauschale Angaben zum Wasserbedarf lassen sich nicht machen. Diese Faktoren bestimmen den *Wasserbedarf*:

1. Die *Wasserverluste über Schweiß, Exkremente und Atemluft* sollten umgehend ersetzt werden. Durch Schwitzen kann viel Wasser verloren gehen (Seite 28).
2. *Ausreichende Wasserzufuhr*, damit die Nieren den Urin nicht zu sehr konzentrieren müssen. Es genügt, wenn über den Tag verteilt etwa 2 bis 2,5 Liter Urin ausgeschieden werden (Seite 31).
3. Der *positive Beitrag von Obst und Gemüse zur Wasserversorgung.*
4. Der *zusätzliche Wasserbedarf bei Verzehr salzhaltiger Nahrung.*

Es ist besser, etwas mehr Wasser zu trinken als zu wenig. Ein Überschuß an Wasser ist schnell über die Nieren ausgeschieden; ein Mangel läßt sich jedoch nur mit der Zufuhr von Wasser ausgleichen.

Die Überlastung darf allerdings nicht zu hoch werden, denn die Nieren können nur etwa 1 bis 1,2 Liter Urin pro Stunde bilden.

Um ein Wasserdefizit gar nicht erst entstehen zu lassen, empfiehlt es sich, öfter kleinere Mengen zu trinken. Solange das Trinken reinen Wassers gut tut, ist die Wasserzufuhr richtig. Man spürt, wann es zuviel wird. Durch das häufigere Trinken kleinerer Mengen läßt sich die Wasserzufuhr besser dosieren und dem Bedarf anpassen.

Bei ungesalzener Kost ist das Durstempfinden verläßlich. Bei Verzehr salziger Nahrung wird hingegen das Durstgefühl unterdrückt. Da sich viele Menschen nahezu mit jeder Mahlzeit gesalzene Speisen zuführen, trügt das Durstgefühl (dazu gleich mehr).

Oft wird das Durstgefühl einfach übergangen, weil man abgelenkt ist. Da hilft es, ein Glas oder eine Flasche Wasser griffbereit zu haben. Ein Blick genügt, und man wird daran erinnert.

Der Wasserbedarf morgens nach dem Aufstehen

Morgens braucht ein Erwachsener 0,4 bis 0,5 Liter Wasser, um die während der Nacht entstandene Dehydration auszugleichen.

Die Harnblase faßt etwa 800 ml bis 1200 ml, je nach Körpergröße. Bei Männern tritt bei etwa 350 bis 750 ml Füllmenge starker Harndrang ein, bei Frauen bei 250 bis 550 ml. Das gewährt eine Vorstellung, wieviel Wasser morgens zur Toilette gebracht wird, wenn die Blase drückt.

Nachts gehen überdies etwa 100 ml Wasser über die

Atemluft verloren (bei trockener Luft im Winter auch mehr). Außerdem wird Wasser über die Haut abgegeben, ohne daß dies als Schwitzen wahrgenommen wird.

In der Summe ergibt das einen Wasserverlust von 0,4 bis 0,5 Liter.

Die Regulierung des Wasserhaushaltes

Die Nieren regulieren den Wasser- und Elektrolyt-Haushalt, das Volumen der Flüssigkeitsräume (Zellen, Zwischenzellraum, Blut), und den Säure-Basen-Haushalt.

Es gibt Druckrezeptoren im rechten Vorhof des Herzens, in der Lunge und im Aortenbogen. Die Signale laufen vom *Hypothalamus* im Zwischenhirn zur *Hirnanhangdrüse* (Hypophyse), *antidiuretisches Hormon* (ADH) auszuschütten, und über das *Renin-Angiotensin-Aldosteron-System* (RAAS) den Wasser- und Elektrolyt-Haushalt zu regulieren, und damit auch das Volumen der Flüssigkeitsräume.

Die Konzentration osmotisch wirksamer Stoffe im Blutplasma wird ständig erfaßt von den *Osmose-Rezeptoren* im Hypothalamus (das sind spezialisierte Rezeptorzellen).

Fällt die Konzentration im Blutplasma ab, etwa aufgrund von Natriumverlusten (Schwitzen) oder reichlicher Wasserzufuhr, strömt vermehrt Wasser in die *Osmose-Rezeptorzellen* ein. Diese Zellen schwellen an, es öffnen sich dehnungsempfindliche Ionen-Kanäle und das Potential der Zellmembran verändert sich, wodurch Botenstoffe abgesondert werden, welche der Hirnanhangdrüse (Hypophyse) signalisieren, weniger *antidiuretisches Hormon* (ADH) auszuschütten. In der Folge wird in den Nieren weniger Wasser aus dem Primärharn resorbiert und mehr Wasser mit dem Sekundärharn ausgeschieden (*Diurese*): Der Urin wird mit Wasser verdünnt und dadurch heller.

Bei Zufuhr von Natriumchlorid und Wassermangel passiert das Gegenteil: Die Konzentration osmotisch wirksamer Stoffe außerhalb der Zellen steigt an. Die Osmose-Rezeptorzellen im Hypothalamus schrumpfen. Dadurch wird Durstgefühl erzeugt und vermehrt ADH ausgeschüttet: Die Nieren konzentrieren den Urin stärker, indem mehr Wasser aus dem Primärharn zurückgewonnen wird (*Antidiurese*).

Das antidiuretische Hormon (ADH)

Die Konzentration osmotisch wirksamer Substanzen in den Zellen liegt bei 290 mmol/l. Im Blutplasma und Zwischenzellraum muß die Konzentration osmotisch wirksamer Substanzen ebenfalls bei 290 mmol/l liegen, damit ein osmotisches Gleichgewicht herrscht.

Ist die Konzentration osmotisch wirksamer Substanzen im Blutplasma erhöht aufgrund eines Wassermangels, wird vermehrt das *antidiuretische Hormon* (ADH) freigesetzt, auch als *Vasopressin* oder *Pitressin* bezeichnet. ADH wird in der Hypophyse gebildet, im Hypophysenhinterlappen gespeichert und je nach Bedarf ins Blut abgegeben.

Die Freisetzung von ADH erfolgt (1) bei Anstieg der Konzentration osmotisch wirksamer Stoffe im Blutplasma. Je höher die Konzentration, desto stärker die ADH-Ausschüttung. (2) ADH wird auch freigesetzt bei Rückgang des Blutvolumens, (3) bei Blutdruckabfall, und (4) in der Nacht. ADH sorgt während des Nachtschlafes dafür, daß sich die

Blase langsamer füllt und im Normalfall das Durchschlafen ermöglicht wird, ohne nachts auf die Toilette zu müssen, sofern abends nicht zu viel getrunken wurde. ADH vermindert dadurch die Dehydration, die sich während des Schlafes entwickelt.

(1) *Wirkung auf die Nieren.* – ADH steigert die Rückresorption von Wasser aus dem Primärharn, wodurch weniger Wasser mit dem Urin verlorengeht und der Urin stärker konzentriert wird.

Ist Wassermangel eine Dauererscheinung, werden die Nieren aufgrund des konzentrierten Urins langsam geschädigt. Die Nierenfunktion geht mit zunehmendem Alter zurück, vor allem bei purin- und proteinreicher Ernährung (viel Harnsäure und Harnstoff im Urin, niedriger Urin-pH-Wert, unter Umständen auch Bildung von Harnsteinen).

(2) *Wirkung auf Blutgefäße und Blutdruck.* – Bei hoher ADH-Konzentration im Blut spannen sich die Muskelzellen der Blutgefäße an, wodurch sich diese verengen und der Blutdruck ansteigt. Anhaltender Wassermangel aufgrund unzureichender Wasserzufuhr trägt dadurch zu erhöhtem Blutdruck bei.

(3) *Wirkung auf das Nervensystem.* – ADH regt die Ausschüttung dieser Hormone an:

- Das *Corticotropin-freisetzende Hormon* (CRH).
- *Adrenocorticotropin* (ACTH – *Adrenocorticotropes Hormon*, ein Streßhormon).
- *Cortisol* (Streßhormon).
- *Adrenalin* (Streßhormon).
- *Noradrenalin.*

Wassermangel bewirkt somit *osmotischen Streß*.

Schlußfolgerung: Wasser ist das *natürliche Diuretikum*. Es verhindert die Freisetzung des antidiuretischen Hormons (ADH). Deshalb ist jederzeit ausreichend Wasser nötig, (1) um die Nieren zu schonen, (2) um erhöhten Blutdruck zu vermeiden und gegebenenfalls zu senken, und (3) um osmotischen Streß zu vermeiden.

Notwendig ist außerdem die Beschränkung der Zufuhr von Natriumchlorid auf ein gesundes Maß, um die Funktion der Gefäßwände zu erhalten (Kapillargefäße, Arterien), den Blutdruck im optimalen Bereich zu halten und osmotischen Streß durch zu viel Natrium und Chlorid zu vermeiden.

Angiotensin

Angiotensin ist Bestandteil des *Renin-Angiotensin-Aldosteron-Systems* (RAAS), über das der Wasser- und Elektrolyt-Haushalt wesentlich reguliert wird.

Ausschüttung von Angiotensin II erfolgt bei Mangel an Wasser, Natrium und Chlorid sowie bei einem Überschuß an Kalium. Angiotensin II wirkt auf diese Weise:

- *Erhöhte Rückgewinnung von Wasser* in den Nieren (stärkere Konzentration des Urins).
- *Erhöhte Rückgewinnung von Natrium- und Chlorid-Ionen* in den Nieren (geringere Verluste über den Urin). – Mehr Wasser, Natrium und Chlorid bewirken eine Volumenerhöhung des Blutes, was mit einem Anstieg des Blutdrucks einhergeht.
- *Höhere Ausscheidung von Kalium-Ionen* über die Nieren.
- *Vermehrte Ausschüttung von Aldosteron* in der Nebennierenrinde.

- *Erhöhte Freisetzung von ADH.*
- *Auslösung von Durstgefühl.*
- *Appetit auf salzhaltige Kost.*

Aldosteron

Das Hormon *Aldosteron* dient der Aufrechterhaltung des Wasser-, Elektrolyt- und Säure-Basen-Haushaltes und wirkt vor allem auf die Niere. – Die Wirkung des Aldosterons:

- *Verminderte Ausscheidung von Natrium und Chlorid* über die Nieren.
- *Geringere Wasserausscheidung* (stärkere Konzentration des Urins).
- *Erhöhung des Blutvolumens und Blutdrucks.*
- *Erhöhte Ausscheidung von Kalium, Wasserstoff-* und *Ammonium-Ionen.* Mit der Ausscheidung von Wasserstoff- und Ammonium-Ionen wird der Säure-Basen-Haushalt reguliert.
- *Minimierung der Ausscheidung von Natrium* über Darm und Schweißdrüsen.

Der Anstieg der Kalium-Konzentration im Blutplasma hat eine Ausschüttung von Aldosteron zur Folge. Erhöht sich die Kalium-Konzentration vom Normalwert von 4 auf 5 mmol/l, erhöht sich die Ausschüttung von Aldosteron um das Dreifache, bei 6 mmol/l auf das Zehnfache, bei 7 mmol/l etwa auf das Dreißigfache. Fällt die Kalium-Konzentration von 4 auf 3 mmol/l, wird hingegen fast kein Aldosteron mehr freigesetzt (LÖFFLER 2007, 929).

Bei erhöhtem Blutvolumen (zu viel Wasser, Natrium und Chlorid im Blut) werden Dehnungsreize auf den Herzmuskel ausgeübt. Die Herzmuskelzellen (Myocyten) im Vorhof des Herzens (Atrium) bilden bei Dehnung das *atriale natriuretische Peptid* (ANP) und das *Gehirn-natriuretische Peptid* (BNP – *brain natriuretic peptide*). Zu dieser Hormonfamilie gehört auch das *C-Typ-natriuretische Peptid* (CNP), dessen Wirkung allerdings schwächer ist.

ANP, BNP und CNP wirken harntreibend, steigern die Ausscheidung von Natrium- und Chlorid-Ionen und senken dadurch den Blutdruck. Das Durstgefühl wird unterdrückt, die ADH-Ausschüttung vermindert, ebenso die Freisetzung von Renin, einem Enzym, dem die Bildung von Angiotensin folgt.

Auf die erhöhte Zufuhr von Natriumchlorid reagiert der Organismus mit der Bildung von ANP, BNP und CNP, um schnell das überschüssige Natrium und Chlorid ausscheiden zu können. Doch dabei wird das Durstgefühl unterdrückt und zu wenig getrunken. Außerdem erhöhen sich die Wasserverluste über den Urin, wodurch der Wassermangel verschärft wird.

Der osmotische Streß verstärkt sich (1) durch das zugeführte Natriumchlorid, (2) weil vermehrt Wasser über die Nieren verlorengeht, und (3) weil zu wenig getrunken wird. Salzkonsum führt auf diese Weise zu Dehydration, die obendrein nicht oder nur abgeschwächt wahrgenommen wird.

Das Durstempfinden

Durst wird empfunden, wenn (1) das Blutvolumen abgesunken ist (zu wenig Wasser im Blut, *hypovolämischer Durst*), und wenn (2) die Konzentration osmotisch wirksamer Stoffe im Blut angestiegen ist (*osmotischer Durst*). Das Durstgefühl wird im Hypothalamus des Gehirns erzeugt.

Durst macht sich erst bemerkbar, wenn bereits ein deutlicher Wassermangel besteht. Das Durstgefühl kommt somit spät und ist eher als Notsignal zu werten. Besser ist es, Durst gar nicht erst aufkommen zu lassen und öfter reines Wasser zu trinken, solange das Trinken wohltuend ist.

Salzhaltige Kost unterdrückt das Durstgefühl. Denn die Zufuhr von Natriumchlorid hat die Ausschüttung natriuretischer Peptide zur Folge.

Bei Gewöhnung an Wassermangel wird das Durstgefühl ebenfalls unterdrückt: Man lebt permanent im Zustand der Dehydration und nimmt es gar nicht mehr wahr. Man gewöhnt sich daran, zu wenig zu trinken.

Wird Wasser bei Durst getrunken, empfindet man danach kein Durstgefühl mehr (*präresorptive Durststillung*). Das ist erstaunlich, weil es einige Zeit dauert, bis das Wasser ins Blut gelangt. Erst dann registriert der Hypothalamus eine geringere Konzentration osmotisch wirksamer Stoffe im Blutplasma (*resorptive Durststillung*).

Die für die sofortige Durststillung verantwortlichen Rezeptoren wurden bislang nicht gefunden. Möglicherweise gibt es Dehnungsrezeptoren in der Magenschleimhaut. Vielleicht ist auch im Unterbewußtsein die Erfahrung gespeichert, mit dem Wassertrinken rechtzeitig aufzuhören, um eine Überlastung zu vermeiden.

Eine Ernährung mit viel Obst und Gemüse enthält viel Kalium. Das bewirkt die Ausschüttung von Angiotensin, welches das Durstempfinden verstärkt.

Eine Ernährung mit Zusatz von Natriumchlorid stimuliert hingegen die Bildung natriuretischer Peptidhormone, die das Durstempfinden unterdrücken, je nach Menge des zugeführten Salzes. Deshalb sind viele Menschen dehydriert, ohne es zu merken, nicht nur Ältere, sondern auch Kinder und Jugendliche (Seite 103).

Ausgeschüttet wird das antidiuretische Hormon (ADH) bereits bei einem geringfügigen Anstieg der osmotisch wirksamen Stoffe im Blutplasma, bevor Durst überhaupt wahrgenommen wird (Bouby 2003).

Der Mensch ist wie alle Landtiere durch die Evolution an eine kaliumreiche Nahrung angepaßt mit wenig Natrium und Chlorid. Bei natürlicher Ernährung ist das Kalium/Natrium-Verhältnis hoch. In der Steinzeit wurde der Nahrung kein Salz zugesetzt. Doch bei der heute üblichen salzhaltigen Ernährung wird leicht das Zwanzig- bis Dreißigfache an Natrium zugeführt, das in natürlicher Nahrung enthalten ist. Die Folge ist eine Natrium- und Chlorid-Überlastung, verbunden mit einem (relativen) Kaliummangel. Das geht auf Kosten der Gesundheit (Kapitel 7).

Geschmack und Geruch. – Gutes Trinkwasser ist ohne Beigeschmack und ohne Geruch. Selbst leichter Chlorgeruch wirkt abstoßend.

Der pH-Wert. – Leitungswasser mit einem hohen Gehalt an Kalziumkarbonat hat oft einen pH-Wert von 8,0 bis 8,5 (kalkhaltiges hartes Wasser, erlaubt sind bis pH 9,5). Von diesem Wasser wird erfahrungsgemäß zu wenig getrunken, weil solches Wasser nicht als wohlschmeckend empfunden wird. Besser ist reines Wasser mit pH 6,5 bis 6,8.

Leitungswasser enthält in manchen Regionen viel Kalziumkarbonat, verbunden mit einem hohen pH-Wert, ebenso Mineralwasser.

Die Abneigung gegen hartes kalkreiches Trinkwasser wird überwunden mit einem Spritzer Zitrone oder Brausepulver (enthält Zitronensäure und senkt den pH-Wert). Säuerliche Getränke werden bevorzugt: Früchtetee (pH 3 bis 4), Kaffee (pH 5,0), schwarzer und grüner Tee (pH 5,5), Fruchtsaft (pH meist zwischen 3 und 4), Limonade (pH 2,5 bis 3,0) und Cola (pH 1,6 bis 3,0 durch zugesetzte Zitronensäure und Phosphorsäure), Bier (pH 3,5 bis 5,0), Milch (pH 6,5).

Sprudelwasser. – Dieses Wasser enthält unter Druck zugesetztes Kohlendioxid (CO_2), das beim Öffnen der Flasche blasenbildend aus dem Wasser entweicht (Seite 88). Von Sprudelwasser wird nur wenig getrunken und der Durst nicht gelöscht. Die Freisetzung von Kohlendioxid setzt sich im Magen fort und zwingt zum Aufstoßen.

Die Temperatur des Wassers. – In der Hitze des Hochsommers oder bei körperlicher Anstrengung ist kühles Trinkwasser angenehm.

Wer im Winter friert und fröstelt, wird ein heißes Getränk bevorzugen oder eine heiße Suppe. Beim Skilaufen und Bergsteigen in der Winterkälte empfiehlt sich ebenfalls ein warmes Getränk, damit genug getrunken wird. Das ist wichtig, weil bei trockener Winterluft mehr Wasser über die Atemluft verloren geht.

Mineralwasser. – Je höher die Konzentration an osmotisch wirksamen Stoffen im Wasser, desto schlechter ist es zum Durstlöschen geeignet. Je höher der Gehalt an gelöstem Kalziumkarbonat, desto höher der pH-Wert und desto geringer die Neigung, dieses Wasser zu trinken. Mineralwasser mit einem höheren Sulfatanteil schmeckt bitter und wirkt abführend.

Auch Meerwasser ist „Mineralwasser". Der Gehalt an osmotisch wirksamen Stoffen (zu 85 Prozent Natrium und Chlorid) ist doppelt so hoch wie im Blut. Deshalb läßt sich Durst nicht mit Meerwasser löschen. Vielmehr verstärkt es den Durst und das Wasserdefizit. Je mehr davon getrunken wird, desto durstiger wird man.

Abschwächung des Durstgefühls im Alter

Bei vielen älteren Menschen ist das Durstempfinden schwächer als bei jüngeren (PHILLIPS 1984, MACK 1994).

Einer anderen Untersuchung zufolge waren ältere Erwachsene (63 bis 81 Jahre) besser mit Wasser versorgt als jüngere Leute (23 bis 46 Jahre). Demnach genügt es auch im Alter, auf das Durstgefühl zu achten und ausreichend Wasser zu trinken (BOSSINGHAM 2005).

Eine weitere Studie zeigte bei der Wasserversorgung keine Unterschiede zwischen den Altersgruppen, allerdings erhebliche Unterschiede zwischen den einzelnen Menschen innerhalb der Altersgruppen (DAVIES 1995). Danach ist die abgeschwächte Wahrnehmung des Durstempfindens eher ein individuelles Phänomen und nicht durch die Alterung bedingt.

Dennoch sollten ältere Menschen, ebenso wie jüngere, auf ihr Durstempfinden achten und ausreichend trinken (PHILLIPS 1993, 1991), ohne sich mit Wasser zu überlasten (ROLLS 1990). Entscheidend ist, das Durstempfinden nicht durch Salzkonsum zu unterdrücken.

Reguliertes und nicht reguliertes Trinken

Über das Durstgefühl wird die Trinkmenge reguliert. Das funktioniert am besten mit reinem Wasser.

Getrunken wird oft allein wegen des Geschmacks (der säuerliche und süße Fruchtsaft, Limonade und Cola, der gesüßte Kaffee), wegen der Anregung (z.B. Koffein in Kaffee, Tee oder Cola), wegen der Geselligkeit und des Alkohols (Bier und Wein). Diese Art des Trinkens ist nicht am Wasserbedarf orientiert.

Nicht alle Getränke sind zum Durstlöschen geeignet.

Alkoholische Getränke. – *Bier* enthält 4,5 bis 5,5 Prozent Alkohol. Mit Bier wird Wasser zugeführt (etwa 95 Volumenprozent) und dadurch ein Wassermangel ausgeglichen. Überschüssiges Wasser wird umgehend über die Nieren ausgeschieden. Doch danach schlägt die Wirkung des Alkohols durch, indem die Bildung des antidiuretischen Hormons (ADH) gehemmt und vermehrt Wasser über die Nieren ausgeschieden wird.

Alkoholkonsum zieht deshalb Dehydration nach sich, abhängig von der Alkoholdosis und der Schnelligkeit des Alkoholabbaus in der Leber. Je mehr Bier getrunken wird, desto höher der Alkoholspiegel im Blut und desto länger dauert der Alkoholabbau, wodurch sich die entwässernde Wirkung steigert.

Bier vermag zwar anfangs den Durst zu löschen und ein Wasserdefizit auszugleichen. Doch sobald das überschüssige Wasser von den Nieren ausgeschieden ist und die Wirkung des Alkohols einsetzt, verliert der Körper weiter Wasser und dehydriert schneller. Der Dehydration folgt der Durst und dieser wird selten mit Wasser gelöscht, sondern meist mit einer weiteren Flasche Bier, wodurch sich die Alkoholdosis erhöht und die Dehydration verstärkt, sobald das überschüssige Wasser ausgeschieden wurde.

Bier ist isotonisch gegenüber dem Blut (ungefähr die gleiche Konzentration osmotisch wirksamer Substanzen). Damit findet beim Biertrinken keine Verdünnung des Blutes statt und Bier kann in übermäßiger Menge getrunken werden, ohne daß über das Durstgefühl eine Regulierung erfolgt.

Der Alkohol belastet Leber und Gehirn, liefert neben dem Malzzucker zusätzliche Kalorien und erzeugt anschließend Dehydration. Wer abends nach einigen Flaschen Bier zu Bett gegangen ist, wacht morgens mit einem trockenen Mund auf, mit starkem Durst und womöglich sogar mit Kopfschmerzen.

Noch stärker ist der dehydrierende Effekt bei *Wein*, der 9 bis 13 Volumenprozent Alkohol enthält.

Und mit *Schnaps* kann der Durst erst recht nicht gelöscht werden, auch wenn dieser neben 40 Prozent Alkohol 60 Prozent Wasser enthält.

Koffein. – Mit Kaffee, Tee und Cola verhält es sich ähnlich. Zunächst wird Wasser zugeführt und das überschüssige Wasser ausgeschieden. Danach greift die Wirkung des Alkaloids Koffein, das in gleicher Weise wie Alkohol die Bildung von ADH unterdrückt und dadurch die Wasserausscheidung forciert, mit der Folge der Dehydration, wenn kein Wasser getrunken wird. Es dauert Stunden, bis das Koffein abgebaut und dessen Abbauprodukte ausgeschieden sind. Aus diesem Grunde sind Kaffee, Cola sowie schwarzer und grüner Tee ungeeignet zur Wasserversorgung.

Zuckerhaltige Säfte und Getränke. – Diese löschen zwar zunächst den Durst, weil das Gehirn Flüssigkeitszufuhr registriert. Doch mit dem Anstieg des Zuckerspiegels im Blut erhöht sich die Konzentration osmotisch wirksamer Stoffe im Blutplasma, was erneut Durstgefühl erzeugt, abhängig von der Höhe des Zuckerspiegels, der Wasserversorgung, des individuellen Durstempfindens und der eigenen Durstschwelle. Dann wird erneut zu dem zuckerhaltigen Getränk gegriffen und der Durst „gelöscht", bis dieser bald wieder zurückkehrt.

Das wiederholt sich und der Organismus wird mit unnötigen Zuckerkalorien belastet. Langfristig drohen Übergewicht, Insulinresistenz, Diabetes und andere Erkrankungen.

Früchte- und Kräutertee. – Früchtetee ist unbedenklich und zur Wasserzufuhr geeignet; Kräutertee hingegen nur, wenn er keine Substanzen enthält, die auf die ADH-Freisetzung Einfluß haben. Tee sollte wie alle Getränke ungesüßt getrunken werden.

Isotonische Getränke

Isotonische Getränke verfügen über die gleiche Konzentration osmotisch wirksamer Stoffe wie das Blut und können deshalb in großer Menge getrunken werden, auch ohne Durst.

Ein Beispiel dafür ist das Bier, das je nach Art leicht hyperton oder hypoton ist (eine etwas höhere oder etwas geringere osmotische Konzentration als im Blut). – Doch auch bei gleicher osmotischer Konzentration werden nur geringe Mengen Natrium (5 mg/ 100 g) zugeführt, Chlorid (35 mg), Kalium (38 mg), Kalzium (4 mg) und Magnesium (9 mg), dafür viel Malzzucker (ca. 3000 mg, alle Angaben auf 100 Gramm bezogen). Der Alkohol selbst ist jedoch nicht osmotisch wirksam, weil diese kleinen Moleküle die Zellmembranen über Kanäle durchdringen.

Isotonische Getränke für Sportler enthalten meist 400 bis 1000 mg Natrium pro Liter, neben 60 bis 80 Gramm Zukker. Zum Vergleich das Blutplasma: 3100 mg Natrium (bei einem idealen Wert von 135 mmol/l). Je höher der Gehalt an Natrium, Chlorid und anderen osmotisch wirksamen Substanzen, desto schlechter ist das Getränk zum Durstlöschen geeignet. Auch beim Sport und danach sollte das Wasserdefizit mit reinem Wasser ausgeglichen werden. Bei Überlastung mit Natrium und Chlorid dürfen keine salzhaltigen isotonischen Getränke konsumiert werden, weil dadurch die Dehydration verschlimmert wird. Dies geht zu Lasten der körperlichen Leistung.

Nur in dem Ausnahmefall eines Defizits an Natrium und Chlorid im Blut ist die Zufuhr von 1, 2 oder 3 Gramm Salz mit dem Essen sinnvoll.

Das Wassertrinken in der Evolution der Primaten

Affen und Menschenaffen trinken selten, obwohl sie in den heißen Tropen und Randtropen leben (SCHMIDT-NIELSEN 1977). Wasser führen sie sich über wasserreiche Früchte und Pflanzenteile zu. Ihr Futter enthält allerdings auch kein zugesetztes Salz, das Durst erzeugt und den Wasserbedarf erhöht.

Auch Menschen haben während ihrer Evolution selten Wasser getrunken, weil sie sich mit Früchten und Pflanzenteilen genug Wasser zuführten und kein Salz verfügbar war.

Das Wassertrinken in der Menschheitsgeschichte

Erst vor einigen Jahrtausenden lernten die Menschen, Salz zu gewinnen, den Speisen zuzugeben und zur Konservierung von Fleisch, Fisch und Gemüse zu verwenden. In Abhängigkeit von der Salzzufuhr erhöht sich der Wasserbedarf. Doch

Salzkonsum unterdrückt das Durstgefühl. Folglich wird zu wenig getrunken. Je höher der Salzkonsum, desto stärker die Dehydration.

Noch bis Mitte des 20. Jahrhunderts war wiederholtes Wassertrinken ungewöhnlich. Es wurde Kaffee und Tee getrunken (morgens, vormittags und nachmittags), auch Bier (mittags, abends) und selten Milch, Wasser jedoch nur bei starkem Durst, oder wenn man sich nichts anderes leisten konnte. Aufgrund des reichlichen Salzkonsums (mehr als heutzutage) und der unzureichenden Wasserzufuhr war Dehydration die Regel.

Erst vor einigen Jahrzehnten kam mit dem Gesundheitsbewußtsein die Gewohnheit auf, öfter Wasser zu trinken. Diese Gewohnheit hat im Laufe der Zeit immer mehr Verbreitung gefunden. Dennoch ist auch heute noch ein Großteil der Bevölkerung dehydriert, viele leiden sogar unter starkem Wassermangel. Das betrifft alle Altersgruppen, angefangen bei den Kindern bis zur älteren Generation.

Kapitel 4

Reines Trinkwasser

Wasser arbeitet im Körper
durch das, was es mitnimmt,
und nicht durch das, was es mitbringt.
Henri Huchard (1844 –1910)

Weshalb wir reines Wasser brauchen

Bei Wassermangel ist das *Blutvolumen* vermindert, oder die *Konzentration der Elektrolyte* im Blut ist zu hoch (die osmotisch wirksamen Stoffe). Oft treten beide Phänomene gleichzeitig auf.

Zur Beseitigung des Wassermangels ist Wasser zu trinken, um das Blutvolumen zu erhöhen und die zu stark konzentrierten Elektrolyte im Blut zu verdünnen, bis der optimale Wert erreicht ist. Erforderlich ist *reines* Wasser, kein Mineralwasser und kein mineralreiches Wasser aus der Leitung, keine Limonade, keine Cola, kein Fruchtsaft, kein Kaffee, kein Bier und keine Milch.

Reines Wasser bedeutet: reines H_2O, frei von allen Verunreinigungen, frei von Mineralstoffen jeder Art.

Einst hatten die Chemielehrer gewarnt: Niemals dürfe man destilliertes Wasser trinken. Davon könnten die Zellen platzen, was zum Tode führe. Dieser Trugschluß wurde von einer Generation zur nächsten weitergegeben.

Gewiß ist es tödlich, wenn man einen Eimer destilliertes Wasser in kurzer Zeit trinkt. Ebenso stirbt man beim Trinken eines Eimers Leitungswasser. Man stirbt an Wasserüberlastung, weil die Elektrolyte im Blutplasma zu sehr verdünnt werden und die Nieren das überschüssige Wasser nicht schnell genug ausscheiden können. Die Nieren schaffen nur 15 bis 20 ml Wasser pro Minute, also 1 bis 1,2 Liter pro Stunde, bei Älteren weniger.

Zugleich strömt vermehrt Wasser in die Zellen, weil in diesen eine höhere Konzentration osmotisch wirksamer Stoffe herrscht als im Zwischenzellraum. Dadurch schwellen die Zellen an. Es kommt zum Ödem der Zellen und zum Verlust der Zellfunktion. Das führt schließlich zum Tode.

Die Natrium-Konzentration im Blutplasma liegt meist bei 135 bis 145 mmol/l. Anzustreben sind Werte im unteren Normbereich von 135 bis 140 mmol/l (3100 bis 3200 mg/l, mehr dazu in unserem Buch *Salz – das weiße Gift. Der Einfluß von Natrium, Kalium und Chlorid auf unsere Gesundheit*).

Destilliertes Wasser enthält kein Natrium und Chlorid. Wird destilliertes Wasser getrunken, verdünnt es die Elektrolyte im Blut; was bei zu hoher Konzentration notwendig ist, und zwar so viel, bis die optimale Konzentration wiederhergestellt ist.

Normales Trinkwasser aus der Leitung enthält in der

Regel weniger als 20 mg Natrium pro Liter. 20 mg sind weniger als 0,6 Prozent der Konzentration im Blut. Bei Chlorid sieht es ähnlich aus. Damit wirkt Leitungswasser fast in gleicher Weise verdünnend wie destilliertes Wasser.

Die Aufnahme von Kalzium-, Magnesium- und Karbonat-Ionen können wir vernachlässigen, weil deren Konzentration im Wasser meist zu gering ist. Die Aufnahme von Kalzium und Magnesium erfordert ohnehin Vitamin D, das nur bei einem Defizit an Kalzium oder Magnesium aktiviert wird. Außerdem wird ein Teil des aufgenommenen Kalziums an Proteine gebunden und ein Teil des Magnesiums in die Zellen befördert und dort gleichfalls an Proteine gebunden, womit diese Ionen nicht osmotisch wirksam sind.

Trinkwasser aus der Leitung verdünnt die osmotisch wirksamen Stoffe im Blut in gleicher Weise wie destilliertes Wasser.

Beim Trinken geht es um die richtige Wassermenge, egal, ob es sich um destilliertes Wasser handelt, um Leitungs- oder Mineralwasser. Jedes Süßwasser verdünnt die Stoffe im Blut und stellt deren optimale Konzentration wieder her.

Anders sieht die Sache bei Salzwasser aus. Meerwasser enthält 35 Gramm Salz pro Liter. Die Konzentration osmotisch wirksamer Stoffe ist doppelt so hoch wie im Blut. Der Konzentrationsunterschied zwischen Meerwasser und Blutplasma liegt für Natrium bei 10:3 und für Chlorid sogar bei 6:1. Das Trinken von Meerwasser stört also das Elektrolyt-Gleichgewicht des Organismus.

Meerwasser hat also einen sehr hohen Mineralgehalt. Es ist nicht zum Durstlöschen geeignet, weil es eine erhöhte Natrium- und Chlorid-Konzentration im Blut nicht zu senken vermag, vielmehr erhöht sich die Konzentration weiter.

Der Organismus verliert zusätzlich Wasser, um das mit dem Meerwasser zugeführte Natrium und Chlorid auszuscheiden. Dadurch verstärkt sich das Wasserdefizit und demzufolge auch der Durst, je mehr vom Meerwasser getrunken wird.

Die Natrium- und Chlorid-Konzentration im Trinkwasser sollte niedrig sein; idealerweise liegt sie bei Null wie beim destillierten Wasser.

Unbegründet ist die Befürchtung, beim Trinken destillierten Wassers würde der Körper entmineralisiert und ausgelaugt. Die Nieren regulieren die Ausscheidung der meisten lebenswichtigen Mineralstoffe. An Proteine gebundene und in Zellen gespeicherte Mineralstoffe bleiben erhalten. Wassertrinken führt deshalb nicht zum Verlust von Spurenelementen.

Nicht einmal die im Blutplasma gelösten Natrium- und Chlorid-Ionen werden unkontrolliert über die Nieren ausgeschwemmt. Vielmehr werden nur Überschüsse ausgeschieden. Sind Natrium und Chlorid knapp, geht davon fast nichts über den Urin verloren. Auch die Verluste über den Darm und die Schweißdrüsen werden minimiert.

Das Trinken destillierten Wassers ist also unbedenklich, solange es in der richtigen Menge geschieht. Destilliertes Wasser hat den Vorzug, daß es fast keine der Gift- und Schadstoffe enthält, die im Leitungswasser vorhanden sein können. Die Destillation ist ein wirksames Reinigungsverfahren (Seite 90).

Destilliertes Wasser ist reines und deshalb ideales Trinkwasser.

Gewiß braucht der Organismus die Zufuhr von Mineralstoffen, von Kalzium und Magnesium, von Kalium, Natrium und Chlorid, von Eisen, Zink und Selen, um nur einige zu nennen. Das heißt jedoch nicht, daß diese Mineralstoffe übers Trinkwasser aufgenommen werden müssen. Vielmehr sind diese mit der Nahrung zuzuführen, bei Mangel auch über Nahrungsergänzungsmittel.

Wenn jemand einen halben Liter Wasser verloren hat, aber optimal mit allen Mineral- und sonstigen Nährstoffen versorgt ist, dann braucht er bloß einen halben Liter reines Wasser zu trinken, um das Defizit auszugleichen.

Bei vielen Menschen besteht ein Magnesiummangel und zugleich eine Kalziumüberlastung (wegen des Verzehrs von Milchprodukten und der Einnahme von Kalziumpräparaten). Durch Trinken kalziumhaltigen Mineralwassers würde die Kalziumüberlastung verstärkt, ebenso der relative Magnesiummangel. Je höher die Wasserzufuhr, desto schlimmer die Überlastung mit Kalzium und der Mangel an Magnesium.

Kalziumüberlastung ist weit verbreitet, doch kaum jemand kennt die Gefahren. Sie kann die Lebenserwartung um zehn Jahre vermindern, vergleichbar mit den Folgen lebenslangen Rauchens (mehr dazu in unserem Buch *Osteoporose als Folge fehlerhafter Ernährung und Lebensweise. Über die Irrtümer der Osteoporose-Medizin und die Kunst, gesund zu bleiben*).

Je geringer der Gehalt an Kalzium im Trinkwasser, desto besser. Am besten ist ein Kalziumgehalt von Null. Eine gute Kalziumversorgung wird über Obst und Gemüse gewährleistet; man muß nur genug davon essen.

Welche Magnesium-Konzentration im Trinkwasser wäre wünschenswert? Einige Menschen brauchen täglich 100 mg Magnesium neben der Zufuhr über die Nahrung, andere 300 mg. Wer viel Obst und Gemüse ißt, dürfte in der Regel ausreichend versorgt sein und kein weiteres Magnesium benötigen. Eine bedarfsgerechte Dosierung übers Trinkwasser ist nicht möglich, weil der individuelle Bedarf verschieden ist und unterschiedliche Mengen Wasser getrunken werden. Auch schwankt der Bedarf von Tag zu Tag.

Die Dosierung von Wasser und Magnesium sind voneinander zu trennen. Bei Wasserdefizit wird so viel Wasser getrunken wie nötig. Falls bei einem Mangel an Magnesium nicht genug über die Nahrung zugeführt wird, ist ein Präparat entsprechend des Bedarfs einzunehmen, am besten Magnesiumcitrat: eine Kapsel mit 100 mg elementarem Magnesium, zusammen mit ein oder zwei Gläsern reinem Wasser. Man bereitet sich damit selbst sein magnesiumhaltiges Trinkwasser zu, und zwar mit der richtigen Magnesiumdosis und frei von sonstigen Verunreinigungen. Das Citrat verbessert obendrein die Aufnahme des Magnesiums und hat einen positiven Einfluß auf unseren Bikarbonat-Haushalt (ausführlich dazu in unserem zuvor zitierten Buch über Osteoporose).

Eisenmangel ist weit verbreitet. Anämie ist die Folge eines extremen Eisenmangels. Weltweit leiden weit über eine Milliarde Menschen unter starkem Eisenmangel. Würde eisenhaltiges Trinkwasser dabei helfen, den Eisenmangel zu überwinden?

Zunächst verbietet sich Eisen im Leitungswasser. Denn eisenhaltiges Wasser führt zu rostfarbenen Ablagerungen (Verockerung) in Brunnen, Pumpen und Rohrleitungen.

Außerdem gibt es bräunliche Verfärbungen an Waschbecken, Duschen, Badewannen und Fliesen. Auch die Wäsche verfärbt sich leicht bräunlich. Eisenhaltiges Wasser hat überdies einen metallischen Geschmack und ist gesundheitsschädlich, denn freies Eisen im Trinkwasser verstärkt den oxidativen Streß im Organismus. Eiscn ist an Proteine gebunden über die Nahrung zuzuführen, sofern ein Mangel besteht. Am schnellsten ginge das über Blutwurst und rotes Fleisch (Eisen ist im Hämoglobin der roten Blutzellen gespeichert). Auch Gemüse liefert Eisen.

So verhält es sich mit allen Mineralstoffen. Trinkwasser sollte kein Mangan enthalten, kein Kupfer, kein Zink, kein Selen, obwohl dies alles lebensnotwendige Elemente sind. Sollte ein Mangel daran bestehen, der sich mit einer Ernährungskorrektur nicht beheben läßt, werden je nach Bedarf Nahrungsergänzungsmittel eingenommen, am besten solche, bei denen die Spurenelemente organisch an Proteine gebunden sind.

Die Eigenschaften reinen Trinkwassers

Trinkwasser muß klar, geschmacklos und geruchlos sein, frei von allen Verunreinigungen.

Die Reinheit des Wassers. – Das beste Trinkwasser ist rein. Es enthält keine Mineralstoffe, keinerlei Giftstoffe und keine Mikroorganismen

Der *elektrische Leitwert des Wassers* ist ein wichtiger Parameter, der Auskunft gibt über die gesamte Konzentration an Elektrolyten im Wasser.

Elektrolyte sind Stoffe, die im festen, flüssigen oder gelösten Zustand in Ionen dissoziiert (aufgespalten) sind und sich unter Einwirkung eines elektrischen Feldes gerichtet bewegen. Es sind die Elektrolyte im Wasser, die den elektrischen Strom leiten, nicht die Wasser-Moleküle, daher die Bezeichnung Elektrolyt. Je höher der Leitwert, desto höher der Gehalt an Elektrolyten. Dabei haben die verschiedenen Arten von Ionen eine unterschiedliche *molare Grenzleitfähigkeit* (*Lamda* mit der Einheit [S cm^2 /mol]).

Reines Wasser hat einen niedrigen Leitwert. Der Leitwert des Trinkwassers sollte möglichst unter 50 µS/cm (Mikrosiemens) liegen. Die EU-Trinkwasser-Richtlinie empfiehlt einen Leitwert unter 400 µS/cm, die Trinkwasser-Verordnung erlaubt bis zu 2790 µS/cm (bei 25 °C). Der Leitwert erhöht sich mit der Temperatur.

Reinstwasser	0,04 – 0,05 µS/cm
Destilliertes Wasser	0,5 – 5 µS/cm
Mineralarmes Grundwasser	100 – 300 µS/cm
Meerwasser (temperaturabhängig)	50000 µS/cm

Der Leitwert gewährt jedoch nur eine Orientierung über die Summe der Elektrolyte im Wasser. Eine gesundheitliche Bewertung läßt sich daraus nicht ableiten. Es ist nämlich ein Unterschied, ob sich ein Leitwert von 50 µS/cm aus einer geringen Konzentration von Kalzium-, Magnesium- und Karbonat-Ionen ergibt, oder ob im Wasser eine adäquate Konzentration an Blei-, Kadmium- und Quecksilber-Ionen vorhanden ist, bei denen selbst eine geringe Menge zur Vergiftung führt.

Der *Widerstandswert* (Ohmscher Widerstand) ist der Kehrwert des Leitwertes. Dieser sollte über 20000 Ohm/cm liegen (die Umkehrung zum Leitwert von unter 50 µS/cm).

Bei manchen Meßgeräten wird der Leitwert umgerechnet und näherungsweise angegeben in ppm der insgesamt gelösten Mineralstoffe (*parts per million*).

Der pH-Wert des Wassers. – Dieser sollte bei 6,5 bis 6,8 liegen und ist in der Regel auf eine geringe Konzentration an Kohlensäure zurückzuführen, die in geringer Menge unbedenklich ist.

Das Redoxpotential. – Dieser Wert beschreibt das Konzentrationsverhältnis von oxidierten und reduzierten Stoffen und somit die elektrochemischen Bedingungen im Wasser. Die Potentiale können stark variieren, zwischen +800 mV (stark oxidierendes Milieu) und –300 mV (stark reduzierendes Milieu). Im Trinkwasser sollte das Milieu eher ausgeglichen sein. In reinem Wasser gibt es ohnehin kaum oxidierte und reduzierte Stoffe. Insofern ist das Redoxpotential bei reinem Wasser ohne Bedeutung.

Reines Wasser ist in Glasbehältern aufzubewahren, nicht in metallischen Gefäßen, allenfalls in Behältnissen aus Kunststoff ohne Weichmacher und Zusätze, die ins Wasser übertreten können.

Wasserhärte

Die *Härte des Wassers* wird durch den Gehalt an gelösten Kalzium- und Magnesium-Ionen bestimmt. Der Gehalt an Strontium- und Barium-Ionen ist in der Regel vernachlässigbar gering. Da gelöste Kalzium- und Magnesium-Ionen zur Leitfähigkeit des Wassers beitragen, hat hartes Wasser einen hohen Leitwert.

Hartes Wasser herrscht in Gegenden vor, wo das Leitungswasser aus Sand- oder Kalkgesteinen gefördert wird.

Hartes Wasser läßt Wasserleitungen und Haushaltsgeräte verkalken. Gefährdet sind besonders Warmwasser- und Heizleitungen, weil im warmen und noch mehr im heißen Wasser Kalziumkarbonat leicht ausfällt. Am schnellsten verkalken Wasserkessel und Kaffeemaschinen, wo das Wasser kocht und verdampft.

Hartes Wasser erfordert einen höheren Verbrauch von Spül- und Waschmitteln. Die gewaschene Wäsche fühlt sich nach dem Trocknen hart an, wogegen Weichspüler kaum helfen, weil diese nur die Trockenstarre verhindern, verursacht durch die Ausbildung von elektrostatischen Wasserstoffbrückenbindungen zwischen den Fasern. Gegen harte Wäsche bei hartem kalkreichen Wasser hilft die Zugabe von etwas Essig ins Spülwasser.

Hartes Wasser beeinträchtigt den Geschmack des Wassers und der damit zubereiteten Getränke.

Mit *Ionenaustauschern* werden Kalzium- und Magnesium-Ionen durch Natrium-Ionen ersetzt, wodurch das Wasser enthärtet wird. Das geschieht in Hauswasseranlagen oder Haushaltsgeräten (z. B. in der Spülmaschine). Das verbrauchte Salz in den Ionenaustauschern muß ersetzt werden.

Ionenaustauscher reinigen jedoch nicht das Wasser, sie verändern nur dessen Zusammensetzung, indem Kalzium und Magnesium durch Natrium ersetzt werden.

Destillation zeigt die Verunreinigung des Wassers

Bei der Destillation wird Wasser verdampft und es kondensiert anschließend. Zurück bleiben die gelösten Mineralstoffe und Schwermetalle. Sie bilden einen schmierigen und unansehnlichen Bodensatz im Destilliergerät, der mit jeder weiteren Destillation zunimmt.

Je mehr gelöste Feststoffe im Wasser enthalten sind, desto umfangreicher sind die Rückstände. Je nach Zusammensetzung sind diese grünlich, schwärzlich, bräunlich oder rötlich gefärbt.

Wenn man sieht, was im Leitungswasser wirklich enthalten ist, wird man es nur noch widerwillig trinken. Das überzeugt jeden vom Wert reinen Wassers.

Kapitel 5

Wasser im Alltag

Die Natur ist vollkommen überall,
wo der Mensch nicht hinkommt mit seiner Qual.

SCHILLER

Regenwasser

Regenwasser ist destilliertes Wasser, das allerdings die Verunreinigung aus der Atmosphäre aufgenommen hat. Regenwasser kann durch Luftschadstoffe stark belastet sein.

Regenwasser ist selbst bei reiner Luft leicht sauer aufgrund der Reaktion mit Kohlendioxid und der Bildung von Kohlensäure. Von saurem Regen spricht man bei einem pH-Wert von unter 5,6. Die Hauptursachen sind (1) die Emission von Schwefeldioxid bei Verbrennung schwefelhaltiger Kohle (z. B. wie früher über ungefilterte Abgase von Kohlekraftwerken), verbunden mit der Bildung schwefliger Säure. (2) Die Freisetzung von Stickstoffoxiden bei der Verbrennung von Kohle, von Benzin und Diesel in Verbrennungsmotoren. Stickstoffoxide reagieren im Regen zu salpetriger Säure und Salpetersäure.

Ist das Puffervermögen der Böden erschöpft, fällt der pH-Wert im Wasser des Bodens und es sterben schließlich die Bäume ab. Auch der pH-Wert von Flüssen und Seen sinkt (pH-Werte von unter 3 wurden in Schweden gemessen), was zum Fischsterben führt.

Starker Regen reinigt die Atmosphäre. Die Luft ist danach rein und klar. Der folgende Regen ist sauber. Reines Regenwasser kann aufgefangen und in Zisternen gesammelt werden. Dieses Wasser ist ideal für Garten, Zimmerpflanzen, Haushalt (Wäschewaschen) und Körperpflege. Die Haut ist nach dem Baden in solchem Wasser angenehm weich, anders als bei hartem Wasser mit hohem Gehalt an Kalziumkarbonat, bei dem die Haut rauh wird. – Regenwasser sollte nicht getrunken, sondern zusätzlich gereinigt werden.

Gletscherwasser

Gletscherwasser ist gefrorenes und wieder aufgetautes Niederschlagswasser. Es ist praktisch mineralfrei und enthält nur die Verschmutzung, die auf den Gletscher niedergegangen ist.

Sieht das abfließende Gletscherwasser milchig und grau aus, so liegt das an Mineralpartikeln durch Abschliff des Felsgesteins, wenn der Gletscher langsam zu Tale fließt. Diese Mineralpartikel sind jedoch nicht in Lösung gegangen.

Man kann dieses Wasser abfüllen und stehen lassen, bis sich die Sedimente abgesetzt haben; dann ist das Gletscherwasser rein, so wie das Regenwasser im Hochgebirge.

Grundwasser

Grundwasser befindet sich unter der Erde in wasserführenden Gesteinsschichten, gespeist durch das Versickern von Regenwasser. Seen, Flüsse und Bäche speisen das Grundwasser in Ufernähe.

Je nach Art der wasserführenden Gesteinsschicht kann Grundwasser mineralreich oder mineralarm sein. Der pH- und der Redoxwert des Wassers haben Einfluß darauf, wie schnell Mineralstoffe aus dem Gestein gelöst werden.

Grundwasser wird auch durch den Menschen verunreinigt, zum Beispiel durch Nitrat, Ammonium-Ionen, Phosphat und Kalium infolge der Düngung in der Landwirtschaft. Auch Gülle, Rückstände von Pestiziden und Herbiziden sowie Schadstoffe aus der Luft werden mit dem Regen ins Grundwasser eingeschwemmt.

Quellwasser

Quellwasser ist Grundwasser, das an die Oberfläche tritt oder über einen Brunnen gefördert wird. Seine Qualität richtet sich nach der des Grundwassers, das die Quelle speist.

Uferfiltrat

Dabei handelt es sich um Wasser, das aus Brunnen in der Nähe von Flüssen oder Seen gewonnen wird.

Wasser in Fließgewässern

Das Wasser in Bächen, Flüssen, Seen und Talsperren speist sich aus Quell- und Regenwasser. Dieses Wasser kann in abgelegenen Regionen rein sein. Zumeist ist Wasser in Flüssen und Seen jedoch verschmutzt durch Menschen und Tiere, durch Landwirtschaft, Industrie und Schadstoffeintrag aus der Luft. Dieses Wasser muß gereinigt werden, um Trinkwasser-Qualität zu erreichen.

Leitungswasser

Leitungswasser wird je nach örtlichen Gegebenheiten aus Quell-, Regen- oder Grundwasser gewonnen, oft stammt es von Talsperren, Seen oder Uferfiltrat.

Das Rohwasser kann mineralarm oder mineralreich sein, rein und sauber, oder auch stark belastet.

Leitungswasser ist in erster Linie Brauchwasser. Man kann es zwar trinken, ohne gleich davon krank zu werden. Doch es empfiehlt sich nicht, Wasser lebenslang zu trinken, das mit Schadstoffen belastet ist, selbst wenn es die Anforderungen der Trinkwasser-Verordnung erfüllt.

Es wäre unökonomisch, die Reinigung im Wasserwerk noch weiter zu treiben, weil nur etwa ein Prozent des Leitungswassers getrunken und zur Zubereitung von Speisen verwendet wird. Die übrigen 99 Prozent fließen größtenteils durch Toilette, Badewanne und Waschbecken, werden für Bewässerung, Gewerbe, Industrie und öffentliche Einrichtungen verwendet. Dafür genügt die Qualität des Leitungswassers.

Aluminium in Gestein und Böden ist schwer löslich und gelangt deshalb nur in sehr geringer Konzentration ins Grundwasser. Durch sauren Regen erhöht sich allerdings der Eintrag ins Wasser.

Problematisch bei der Wasseraufbereitung ist die Verwendung von Aluminiumhydroxid, das dazu dient, Partikel im Wasser zu binden, damit sich diese aufgrund ihrer höheren Dichte absetzen und herausgefiltert werden können. Das gelingt jedoch nicht vollständig und aluminiumhaltige Partikel gelangen in geringer Konzentration ins Leitungswasser.

Vom Organismus aufgenommenes Aluminium wirkt nerven- und hirnschädigend. Trinkwasser darf deshalb kein Aluminium enthalten; die Konzentration sollte so gering wie möglich sein, und deutlich unter dem Grenzwert von 0,2 mg/l liegen.

Das Fazit einer Übersichtsarbeit im *Journal of Alzheimers Disease* lautet: Die Belastung mit Aluminium trägt wesentlich zu Alzheimer-Demenz bei. Das wurde experimentell „sehr solide" bestätigt (im Quellenverzeichnis sind 201 wissenschaftliche Untersuchungen angeführt). Die Belastung mit Aluminium scheint die bedeutsamste Ursache für Alzheimer-Demenz zu sein und sollte deshalb so weit wie möglich gesenkt werden, was mit einfachen Mitteln möglich ist (Tomljenovic 2011). Eine andere Übersichtsarbeit mit 283 Quellen kommt zum gleichen Ergebnis (Walton 2013).

Trotz der „sehr soliden Evidenz" wird immer noch behauptet, die Belastung mit Aluminium habe keinen Einfluß auf das Risiko für Alzheimer-Demenz, obwohl die ersten Nachweise dazu bereits 1965 geführt wurden, und seit 1973 bekannt ist, daß die Aluminium-Konzentration im Gehirn von Alzheimer-Patienten zwei- bis dreimal so hoch ist wie im Durchschnitt (der ebenfalls bereits zu hoch sein dürfte). Eine Studie ergab eine extrem hohe Aluminium-Konzentration im Gehirn von Alzheimer-Patienten (MIRZA 2017).

Mögliche Quellen für Aluminium: Leitungswasser, Besteck aus Aluminium, Kochtopf, Geschirr, Thermosflasche aus Aluminium, Folien, Verpackungsmaterial, Backblech, Espresso-Kapseln aus Aluminium, Nahrungsmittel-Zusatzstoffe (E173, 520, 521, 523, 554, 555, 556, 598), Körperpflegeprodukte (gegen Schweißgeruch, Sonnenschutzmittel), Medikamente, Impfstoffe.

Töpfe, Geschirr, Flaschen und Backbleche geben besonders unter Einwirkung von Säuren, Laugen und Salz Aluminium-Ionen ab. Öfter wird bei Laugenbrezeln der Grenzwert von 10 mg Al/kg überschritten (Spitzenwert bei einer Kontrolle 159 mg/kg). Fruchtsäfte, gelagert in Tanks aus Aluminium, können eine Aluminium-Konzentration von bis zu 100 mg/l haben.

Desinfektion

Die *Chlorierung* ist seit 1991 nicht mehr vorgeschrieben; sie wird nur bei Bedarf eingesetzt. Die Hälfte der Wasserwerke in Deutschland kommt ohne Chlorierung aus.

Erlaubt ist eine Konzentration an desinfizierenden Chemikalien von maximal 0,3 mg/l, und bis 0,6 mg/l, wenn die Desinfektion nicht anders zu bewältigen ist.

Desinfizierende Chemikalien im Trinkwasser sind hochgiftig. Doch oft besteht keine andere Möglichkeit, um das Leitungswasser keimfrei zu machen. Dennoch haben solche Chemikalien nichts im Trinkwasser zu suchen. Wo das Leitungswasser chloriert wird, ist eine zusätzliche Reinigung im Haushalt erforderlich.

Der Zusatz von Fluorid

In einigen Ländern wird hochgiftiges Natriumfluorid dem Leitungswasser zugesetzt. Das ist nutzlos bei der Kariesverhütung und führt zu einer schleichenden Vergiftung des Organismus (mehr dazu in dem Buch *Fluor – Vorsicht Gift! Die schwerwiegenden Folgen der Fluoridvergiftung* von THOMAS KLEIN).

Niedriger pH-Wert

Hat das Leitungswasser einen niedrigen pH-Wert, werden vermehrt Schwermetalle aus den Wasserleitungen gelöst. Um dem entgegenzuwirken, wird der pH-Wert des Leitungswassers im Wasserwerk angehoben, zumeist durch Ausgasung (z. B. Rohrgitterkaskaden), Filtration und den Einsatz von Kalziumkarbonat oder halbgebranntem Dolomit sowie Dosierung von Natriumhydroxid (Natronlauge) und Kalziumhydroxid (Kalkmilch, Kalkwasser).

Leitungswasser mit viel Kalziumkarbonat wirkt jedoch aufrauhend und verhärtend auf die Haut beim Waschen und Baden.

Auch den Schleimhäuten des Verdauungstraktes tut solches Wasser nicht gut. Trinkwasser mit viel Kalziumkarbonat schmeckt nicht und man neigt dazu, zu wenig zu trinken. Solches Leitungswasser sollte im Haushalt vom Kalziumkarbonat und anderen Verunreinigungen befreit werden.

Die Belastung des Wassers über Rohrleitungen

Wasserrohre können das Wasser zusätzlich belasten, je nach Material der Wasserleitung, des pH-Wertes und der Zusammensetzung des Wassers. Der pH-Wert muß laut Trinkwasser-Verordnung bei 6,5 bis 9,5 liegen. Doch ein pH-Wert von unter 7,4 wirkt korrosiv auf metallische Wasserleitungen. Deshalb sollte dieser höher als 7,4 sein.

Je nach Rohrleitung können folgende Werte am Wasserhahn höher sein als im Wasserwerk: Blei, Kadmium, Kupfer, Nickel, Zink, Antimon, Arsen, Benzopyren, Epichlorhydrin, Vinylchlorid, polyzyklische aromatische Kohlenwasserstoffe, Nitrit, Trihalogenmethane (Trichlormethan, Bromdichlormethan, Dibromchlormethan, Tribrommethan), falls das Wasser gechlort sein sollte.

Steht das Wasser längere Zeit in der Leitung, ergibt sich eine noch höhere Belastung als bei durchfließendem Wasser. Das morgens gezapfte Wasser sollte deshalb sicherheitshalber nicht getrunken werden.

Grenzwerte für das Trinkwasser sind aus unterschiedlichen Gründen problematisch.

Am Wasserhahn hat das Leitungswasser eine andere Qualität als im Wasserwerk, wo das Wasser kontrolliert wird.

Die Industrie in Deutschland verwendet und produziert ungefähr 100 000 Chemikalien. Nach der deutschen Trinkwasser-Verordnung werden jedoch nur 40 Parameter überprüft (Schwermetalle, Chemikalien, einige Pestizide und Herbizide, zwei Bakterienarten, ferner Geschmack, Geruch und Leitfähigkeit). Nach der Mineral- und Tafelwasser-Verordnung sind es sogar nur 10 Parameter, die untersucht werden. Die meisten Chemikalien werden bei der Analyse gar nicht erfaßt, wenngleich einzuräumen ist, daß die meisten Chemikalien extrem selten im Wasser nachzuweisen sind.

Grenzwerte legalisieren eine bestimmte Konzentration an einzelnen Schad- und Giftstoffen im Leitungswasser. Eine überzeugende Begründung hinsichtlich Gesundheit und Toxikologie fehlt zumeist. Es handelt sich eher um einen Kompromiß, was wünschenswert und mit vertretbaren Kosten machbar ist.

Man schaue nur auf die großen Unterschiede im internationalen Vergleich, die sich nicht mit Wissenschaft, sondern allein mit Politik erklären lassen. Jedes Land hat seine eigenen Grenzwerte. Sie sind daran ausgerichtet, was im Lande vertretbar erscheint, und nicht, was zu erstreben ist.

Was nicht paßt, wird passend gemacht. Früher lag der Grenzwert für Nitrat bei 25 mg/l, heute bei 50 mg/l. Laut EU-Norm darf der Leitwert höchstens bei 400 µS/cm liegen, die Trinkwasser-Verordnung erlaubte 1990 bis 1000 µS/cm, danach bis 2000 µS/cm. Im Jahre 2000 wurde der Wert nochmals auf 2500 µS/cm (bei 20 °C) angehoben und 2010 auf 2790 µS/cm (bei 25 °C).

Bei Überschreitung eines Grenzwertes müssen Ausnahmegenehmigungen erteilt werden, um die Wasserversorgung sicherzustellen. Das betrifft immerhin über 20 Prozent der Wasserwerke in Deutschland. Streng genommen müßte in diesen Fällen vom Trinken des Leitungswassers abgeraten werden. Doch ein solches Eingeständnis scheuen die Verantwortlichen.

Unklar ist das Zusammenwirken verschiedener Schad- und Giftstoffe, deren Giftwirkung sich nicht bloß addiert (das wäre schon schlimm genug), sondern sich gegenseitig verstärkt.

Wenn an einer Wasserquelle ein oder zwei Grenzwerte überschritten sind, kann dieses mit Wasser einer anderen Quelle vermischt werden, das andere Grenzwerte verletzt, so daß beim gemischten Wasser alle Grenzwerte eingehalten werden. An der Wasserqualität wird zwar nichts verbessert, doch durch das gezielte Mischen des Wassers kann der Spielraum bis zu den Grenzwerten ausgeschöpft werden, ohne eine Ausnahmegenehmigung beantragen oder Wasserquellen sperren zu müssen.

Grenzwerte sind auch deswegen mit Vorsicht zu betrachten, weil unterschiedliche Mengen an Leitungswasser getrunken und zur Zubereitung von Speisen verwendet werden.

Auch gibt es große individuelle Unterschiede, in welchem Maße Giftstoffe toleriert werden. Man denke nur an Nitrat, auf das vor allem Babys empfindlich reagieren.

Kosten und Nutzen der Wasserreinigung

Nur ein Prozent des Leitungswassers wird als Trinkwasser genutzt. Der Rest ist Brauchwasser, verbraucht von Haushalten, Gewerbe, Industrie und öffentlichen Einrichtungen. Es genügt somit, dieses eine Prozent bestmöglich zu reinigen, und zwar im Haushalt.

Eine noch gründlichere Reinigung des Leitungswassers im Wasserwerk wäre unökonomisch, weil dann unnötigerweise auch das Brauchwasser so gründlich gereinigt und das reine Leitungswasser durch die Rohrleitungen erneut belastet würde. Bei einem niedrigen pH-Wert von 6,5 bis 6,8, wie für reines Wasser typisch, würde die Korrosion der Kupfer- und verzinkten Stahlrohre beschleunigt, vor allem, wenn das Wasser über Nacht in der Leitung steht.

Mineralwasser und mineralarmes Wasser

Natürliches Mineralwasser stammt aus einem unterirdischen, vor Verunreinigungen geschützten Wasservorkommen, das gelöste Mineralstoffe enthält. Mineralwasser bedarf einer amtlichen Anerkennung. Die Belastung mit menschlich verursachten Schad- und Giftstoffen sollte gleich Null sein, doch mitunter werden trotzdem Belastungen festgestellt (z.B. Rückstände von Reinigungschemikalien und Fäkalkeime, die sich bei Lagerung im Wasser vermehren). Die Belastung mit natürlichen Schad- und Giftstoffen kann erheblich sein, selbst wenn die Anforderungen der Mineral- und Tafelwasser-Verordnung erfüllt sind.

Mineralarmes Wasser stammt gleichfalls aus unterirdischen Wasservorkommen. Der Gehalt an gelösten Mineralstoffen ist jedoch gering. Diese Wässer werden fälschlicherweise dem Mineralwasser zugerechnet. Mineralarmes Wasser ist zu bevorzugen, denn je geringer der Mineralstoffgehalt, desto besser.

Quellwasser stammt gleichfalls aus einem unterirdischen Wasservorkommen und wird direkt an der Quelle abgefüllt. Es bedarf keiner amtlichen Anerkennung, muß jedoch die Trinkwasser-Verordnung erfüllen.

Bei *Tafelwasser* handelt es sich um abgefülltes Leitungswasser. Auch hier gilt die Trinkwasser-Verordnung.

Sogenanntes *Heilwasser* unterliegt dem Arzneimittelgesetz. Meist handelt es sich dabei um stark mineralhaltiges Wasser aus unterirdischen Wasservorkommen (z.B. hoher Sulfatgehalt).

Belastung durch Kunststoff-Flaschen

PET-Kunststoff-Flaschen können je nach Fabrikat Weichmacher ins abgefüllte Wasser oder Getränk abgeben: *Phthalate* wirken störend auf den Hormonhaushalt (hormonähnliche Substanzen und Blockade von Rezeptoren), sie beeinträchtigen die Fortpflanzung und können zu Unfruchtbarkeit führen. – Auch *Bisphenol A* ist hochgiftig (verminderte Samenkonzentration bei Männern, DNS-Schäden, Tendenz zu Fettleibigkeit und Feminisierung, im Tierversuch bei erhöhter Belastung Störung der Entwicklung der Geschlechtsorgane und des Gehirns).

Antimon (ein giftiges Schwermetall), eingesetzt als

Zusatzstoff bei der Kunststoffherstellung, kann ebenfalls vom Kunststoff ins abgefüllte Wasser oder Getränk gelangen.

PET-Kunststoffe geben in geringer Menge *Acetaldehyd* an die abgefüllte Flüssigkeit ab. Acetaldehyd schädigt in höherer Dosis irreversibel den Herzmuskel (bis hin zu chronischer Herzinsuffizienz), ebenso die Leber (allmähliche Ausbildung einer Leberzirrhose).

Diese und andere Belastungen lassen sich vermeiden, indem die PET-Flaschen innen mit einer hauchdünnen Schicht aus Siliziumdioxid überzogen werden. Die Industrie hat jedoch aus Kostengründen darauf verzichtet.

PET-Flaschen können nicht mit heißem Getränk befüllt werden, wie das bei Glasflaschen praktiziert wird. Um Keimfreiheit zu erreichen, vor allem bei zuckerhaltigen Getränken, wird eine *Kaltentkeimung* durchgeführt mit giftigem *Dimethyldicarbonat* (DMDC), das allerdings schnell abgebaut wird. Dennoch bleiben geringe Mengen des Reaktionsproduktes *O-Methyl-Carbamat* zurück, das im Tierversuch bei Ratten Krebs verursacht hat.

Um all diese Belastungen zu vermeiden, sind *Glasflaschen* die beste Wahl. Glas verhält sich neutral und gibt keine Giftstoffe ab. Eine Alternative wären Flaschen aus *Leichtglas* (geringerer Einsatz von Material und Energie bei der Herstellung, geringeres Gewicht beim Transport). Auch PP-Kunststoff-Flaschen (Polypropylen) sind akzeptabel, sofern keine Zusatzstoffe aus dem Kunststoff abgegeben werden.

Am besten wird das Trinkwasser selbst im Haushalt gereinigt, in Glasflaschen oder im Glaskrug aufbewahrt, oder in Flaschen aus unbedenklichen Kunststoffen.

Wird dem Wasser Kohlendioxid (CO_2) unter Druck zugesetzt, verbindet sich dieses teilweise mit H_2O zu Kohlensäure (H_2CO_3). Die Löslichkeit des Wassers für Kohlendioxid ist um so höher, je höher der Druck und je tiefer die Temperatur ist. Wird die Flasche geöffnet, entweicht die unter Druck stehende Luft (das hört man am Zischen), der Überdruck fällt schlagartig auf Normaldruck ab. Die Löslichkeit wird aufgrund des Druckverlustes herabgesetzt und das überschüssige Kohlendioxid beginnt zu entweichen. An Kondensationskeimen tritt gelöstes Kohlendioxid aus dem Wasser; es bilden sich kleine Bläschen, die sich zu größeren Gasblasen vereinigen und nach oben steigen: Das Wasser sprudelt.

Von Sprudelwasser kann man nur kleinere Mengen trinken, da man ansonsten aufstoßen muß. Erfahrungsgemäß wird von solchem Wasser zu wenig getrunken. Deshalb ist stilles Wasser zu bevorzugen, dem kein Kohlendioxid zugesetzt ist.

Kapitel 6

Wasserreinigung

Die meisten Krankheiten kommen durchs Wasser.

LOUIS PASTEUR

Nur ein Prozent des Leitungswassers wird als Trinkwasser verwendet. Dieses sollte möglichst rein sein. Es ist ökonomisch sinnvoll, nur das zum Trinken bestimmte Wasser vollständig zu reinigen, und zwar im eigenen Haushalt.

Wasserfilter

Aktivkohle-Granulatfilter. – Diese Filter vermindern nur den Gehalt an organischen Verbindungen, zum Teil auch von Chlorverbindungen. Die Filter müssen rechtzeitig gewechselt werden, wenn sich ihre Kapazität zu erschöpfen beginnt. Ansonsten wird nichts mehr beseitigt und es besteht sogar die Gefahr, daß gebundene Giftstoffe aus dem Filter wieder ins Wasser gelangen und das gefilterte Trinkwasser verunreinigen, so daß es stärker belastet ist als das in den Filter hineinströmende Leitungswasser. Außerdem besteht die Gefahr des Keimbefalls.

Aktivkohle-Granulatfilter in Kombination mit Ionenaustauscher. – Ionenaustauscher können gelöstes Kalziumkarbonat (Kalk) aus dem Wasser entfernen, indem Kalzium- durch Natrium-Ionen ersetzt werden. Das nimmt dem Wasser seine Härte und es eignet sich besser zum Wäschewaschen, Geschirrspülen und zur Körperreinigung. Doch die Reduzierung der Konzentration an Kalzium wird mit einer höheren Konzentration an Natrium erkauft. Ionenaustauscher reinigen nicht das Wasser; sie verändern nur die Zusammensetzung der gelösten Stoffe im Wasser.

Aktivkohle-Blockfilter. – Diese Filter entfernen Chlorverbindungen, andere organische Verbindungen sowie Pestizide, Herbizide und Nitrat. Hingegen werden Schwermetalle nur zum Teil beseitigt. Es besteht die Gefahr der Keimbesiedlung des Filters. Das wird bei einigen Fabrikaten verhindert durch Imprägnierung der Filter mit Silber-Ionen. Dann hat man zwar keine Bakterien mehr im Trinkwasser, dafür bis zu 15 µg Silber pro Liter Wasser (Silber ist giftig!). Auch diese Filter müssen rechtzeitig gewechselt werden. Die Kosten für diese Filtersysteme sind höher als bei Granulatfiltern. Es lohnt sich, etwas mehr Geld auszugeben und stattdessen ein Umkehr-Osmose-Gerät anzuschaffen.

Dampfdestillation

In einem Behältnis wird Wasser erhitzt und verdampft, und der Wasserdampf anschließend über gekühlte Flächen geleitet (Abkühlung meist mit einem Gebläse), so daß sich Kondenswasser bildet und in einen Auffangbehälter abtropft. Das Kondenswasser wird als destilliertes Wasser bezeichnet.

Dampfdestillation verspricht die wirksame Reinigung des Trinkwassers bei Verunreinigung aller Art, nicht jedoch bei organischen flüchtigen Verbindungen (z. B. leichtflüchtige Chlorverbindungen), die mit dem Wasser ebenfalls verdampft und kondensiert werden und damit ins destillierte Wasser gelangen. Sind solche leichtflüchtigen organischen Verbindungen im Ausgangswasser enthalten, so führt das zu einem unangenehmen Beigeschmack und Geruch des destillierten Wassers. Um dies zu verhindern, wird das Kondenswasser durch einen Aktivkohle-Granulatfilter geleitet. Doch nur ein Teil der leichtflüchtigen organischen Verbindungen wird absorbiert. Der Rest verunreinigt das destillierte Wasser, so daß je nach Belastung des Rohwassers ein schwacher unangenehmer Beigeschmack und Geruch im destillierten Wasser verbleiben kann.

Destillationsgeräte kosten 300 Euro bis über 2000 Euro (Stand 2017). Der Energieverbrauch bei der Dampfdestillation ist hoch: etwa 1 kWh pro Liter Wasser, also 0,30 Euro pro Liter (mit dem Anstieg der Strompreise steigen auch die Kosten der Dampfdestillation). Hinzu kommen die Kosten der Aktivkohle-Granulatfilter, die je nach Gebrauchsanleitung wöchentlich zu wechseln sind.

Die Gesamtkosten liegen bei etwa 0,40 Euro pro Liter. Bei einem Wasserverbrauch von 1000 Litern jährlich ergibt das immerhin 400 Euro pro Jahr.

Störend ist ferner das Geräusch des Gebläses, wenn das Gerät stundenlang in der Küche läuft. Die Wärmeabstrahlung infolge der Verdampfung ist hoch, wodurch die Küche aufgeheizt wird, was im Sommer unangenehm ist.

Umkehr-Osmose

Osmose ist ein Phänomen, bei dem sich Wasser in Richtung gelöster Stoffe und Partikel bewegt, bis die Konzentration überall ausgeglichen ist. Osmose ist das Gegenstück zur *Diffusion*, bei der sich gelöste Stoffe dorthin bewegen, wo sie in geringerer Konzentration vorliegen.

Bei der *Umkehr-Osmose* wird die Osmose umgekehrt, indem Druck auf das Wasser ausgeübt und das Wasser durch eine Membran mit extrem feinen Poren gepreßt wird, während die gelösten Stoffe und Partikel zurückbleiben.

Eine Umkehr-Osmose-Membran hat extrem feine Poren, welche nur die kleinen Wassermoleküle durchlassen. Eine gute Umkehr-Osmose-Membran ist nicht für Natrium-Ionen durchlässig, weshalb solche Geräte zur Meerwasserentsalzung geeignet sind. Alle größeren Moleküle, Ionen und Partikel werden zurückgehalten. Mittels Umkehr-Osmose kann aus Mineralwasser nahezu mineralfreies Wasser gewonnen werden, praktisch frei von allen Verunreinigungen.

Umkehr-Osmose-Anlagen

Entwickelt wurde die Umkehr-Osmose von der NASA für die Raumfahrt, um aus dem Urin der Astronauten Trinkwasser zu gewinnen und einen längeren Aufenthalt im Weltall zu ermöglichen.

Beim Militär und der Katastrophenhilfe gibt es große Umkehr-Osmose-Geräte, montiert auf Lastkraftwagen, die aus jedem Wasser reines Trinkwasser gewinnen, selbst aus verseuchtem Wasser, das mit Fäkalien belastet ist.

In der Industrie wird Wasser, das erhitzt und verdampft werden soll, mit Umkehr-Osmose-Anlagen gereinigt und von Mineralstoffen befreit. Dadurch wird die Verkalkung der Anlagen vermieden.

In manchen Ländern wird in Wasserwerken mit billigen Umkehr-Osmose-Anlagen das Leitungswasser gereinigt, nicht zu vergleichen mit den hochwertigen Umkehr-Osmose-Geräten für den Haushalt, die deutlich höhere Reinigungsquoten erreichen. Umkehr-Osmose-Anlagen werden auch zur Entsalzung von Meer- und Brackwasser genutzt.

Wasser für die Verwendung in Aquarien wird gleichfalls mittels Umkehr-Osmose von Mineralstoffen befreit.

Umkehr-Osmose-Geräte für den Haushalt

Umkehr-Osmose ist ein seit Jahrzehnten bewährtes Verfahren, um im Haushalt reines Trinkwasser herzustellen. Der Wasserdruck in der Wasserleitung reicht aus (2 bis 6 bar).

In einer *Umkehr-Osmose-Einheit* (UO) sind mehrere *UO-Membranen* zylinderförmig ineinander gewickelt, getrennt durch poröse Membranen, die den Abstand von UO-Membran zu UO-Membran wahren und das Wasser führen. Das Rohwasser strömt axial von außen in die UO-Einheit und wird durch den Wasserdruck durch mehrere UO-Membranen hindurch nach innen gedrückt, wo das gereinigte Wasser abläuft.

Zwischen den UO-Membranen läuft das *Abwasser* weg, das die gelösten Stoffe mitnimmt. Dadurch werden die gelösten Stoffe des Wassers ständig aus der UO-Einheit gespült, ohne daß die Partikel die feinen Poren der UO-Membran verstopfen. Auf einen Liter reines Trinkwasser kommen mindestens zwei Liter Abwasser. Das System muß vor jeder Inbetriebnahme durchgespült werden.

Lebensdauer. – Eine UO-Membran hat eine hohe Lebensdauer, meist drei bis fünf Jahre. Reaktionsfreudige Stoffe im Leitungswasser (z. B. Fluorid-, Chlorid- und Eisen-Ionen) vermindern die Lebensdauer der UO-Membran, ebenso eine zu geringe Abwassermenge. Wird das Gerät nicht vor jeder Inbetriebnahme durchgespült, kann das gleichfalls die Lebensdauer verkürzen.

Vor- und Nachfilter. – Den höchsten Standard bilden Systeme mit drei Vorfiltern: (1) Zuerst ein *Sedimentfilter*, der alle Partikel größer als 5 Mikrometer zurückhält. (2) Danach ein *Aktivkohle-Blockfilter* zur Bindung von Fluorid, Eisen und Chlorverbindungen, die ansonsten die Lebensdauer der UO-Membran verkürzen würden. (3) Daran schließt sich ein *Sedimentfilter* an, der Partikel größer als 1 Mikrometer herausfiltert. Den Vorfiltern folgt die *UO-Membran*. Ein *Nachfilter* ist nicht notwendig.

Die Filter sind gemäß Gebrauchsanleitung alle 6 oder 12 Monate zu wechseln. Andernfalls besteht die Gefahr, daß die Reinigungsquote und die Leistung des UO-Systems zurückgeht.

Leistung der UO-Geräte. – Diese wird angegeben in der Menge des gereinigten Wassers (Liter pro Stunde). Die Leistung der UO-Geräte ist abhängig von Druck, Temperatur und Verunreinigung des Wassers (Normbedingungen: 3 bar, 25 °C und 250 ppm, parts per million). Eine niedrige Wassertemperatur von 8 bis 12 °C kann die Leistung halbieren. Ein höherer Wasserdruck steigert die Leistung.

Reinigungsquote. – Dieser Wert gibt an, in welchem Maße die im Wasser enthaltenen Stoffe entfernt werden. Bei hochwertigen Geräten liegt dieser Wert bei etwa 98 bis 99 Prozent, abhängig von der Belastung des Wassers und der Art der Stoffe.

Eine hohe Reinigungsquote bedingt eine geringere Leistung. Und umgekehrt gilt: Eine hohe Leistung (mehr Liter gereinigtes Wasser pro Stunde) wird mit einer geringeren Reinigungsquote erkauft, bei gleicher Größe und Bauart der UO-Einheit. Es empfiehlt sich nicht, ein Umkehr-Osmose-Gerät mit hoher Leistung zu bevorzugen, wenn dies auf Kosten der Reinigungsquote geht.

Bei hoher Reinigungsquote genügt eine geringe Leistung von 2 bis 3 Litern pro Stunde (je nach Wasserdruck). Das ist besser als ein Direktfluß-UO-Gerät ohne Speicherbehälter, das zwar 3 Liter in der Minute spendet, aber nur eine Reinigungsquote von 90 Prozent hat.

Die Reinigungsquoten sind vom Fabrikat der UO-Membran und den Vorfiltern abhängig, ebenso von der Belastung des Wassers.

Zu bevorzugen sind hochwertige UO-Membranen aus den USA oder Rußland mit hoher Reinigungsquote gegenüber billigen Fabrikaten aus China oder Indien.

Überprüfung der Wasserqualität. – Mit einem *Leitwert-Meßgerät* ist das gereinigte Wasser hin und wieder zu überprüfen, um rechtzeitig bei Abnahme der Reinigungsquote die UO-Membran zu wechseln. Ein TDS-Meßgerät bestimmt den Leitwert und rechnet diesen näherungsweise um (TDS steht für *total dissolved solids*, die Gesamtheit aller gelösten Stoffe, Angabe in ppm oder mg pro Liter).

Kalzium	über 97 %	*Schwermetalle, Umweltgifte*	
Magnesium	über 99 %	Arsen	über 99 %
Natrium	über 88 %	Blei	über 98 %
Chlorid	über 91 %	Cadmium	über 99 %
Nitrat	über 92 %	Chrom	über 98 %
Sulfat	über 99 %	Eisen	über 99 %
Pestizide, Organochloride		Kupfer	über 90 %
Endrin	über 99 %	Mangan	über 90 %
Lindan	über 99 %	Quecksilber	über 96 %
Methoxychlor	über 99 %	Selen	über 99 %
Toxaphen	über 99 %	Silber	über 99 %
PCB	über 99 %	Zink	über 97 %

Typische Reinigungsquoten für Umkehr-Osmose-Geräte (abhängig von der Art und dem Zustand des UO-Gerätes, HEININGER 2006, 28).

Die Vor- und Nachteile der verschiedenen Umkehr-Osmose-Systeme

Auftisch-Umkehr-Osmose-Geräte. – Diese Geräte sind einfach und preiswert. Sie erfordern wenig Platz und die Wasserentnahme ist bequem.

Die Kosten der Installation entfallen; ein Adapter für den Wasserhahn genügt. Bei einer Mischbatterie darf nie heißes Wasser ins Gerät laufen.

Während des Betriebes kann der Wasserhahn nicht zur Wasserentnahme genutzt werden. Es kann jedoch ein Wechselhahn angeschraubt werden, so daß jederzeit Wasser entnommen werden kann.

Das Spülen des ganzen Systems ist möglich und sollte vor jeder Inbetriebnahme durchgeführt werden. Der Tank kann geöffnet, vollständig entleert und mit einem Tuch gereinigt werden.

Das Abwasser kann in einem Gefäß aufgefangen und anderweitig genutzt werden.

Direktfluß-UO-Gerät (*Direct Flow*). – Diese Geräte enthalten eine leistungsfähige Membran und erreichen oft eine Kapazität von etwa 100 bis 200 Litern Wasser pro Stunde (1,5 bis 3 Liter pro Minute). Sie kommen deshalb ohne Speicherbehälter aus und erfordern weniger Platz.

Von Nachteil ist allerdings, daß die hohe Leistungsfähigkeit der Membran (Liter pro Stunde) mit einer geringeren Reinigungsquote verbunden ist (nur noch 90 anstelle 99 Prozent). Das vermindert den Wert des Direktfluß-UO-Gerätes im Haushalt. Diese Geräte eignen sich als mobile Anlagen, wenn in kurzer Zeit große Mengen Wasser gereinigt werden müssen.

Festinstallierte Umkehr-Osmose-Anlagen. – Dieses System befindet sich mit Speicherbehälter (Druckbehälter) unter der Spüle. Das gereinigte Wasser wird über einen separaten Wasserhahn entnommen. Die Nachteile sind:

- Zusätzliche Kosten für den Anschluß an das Wassersystem.
- Hoher Wasserverbrauch, vor allem bei fast gefülltem Drucktank (1 Liter reines Wasser auf 10 Liter Abwasser, in Extremfällen sogar 1:100).
- Notwendig ist eine elektrisch betriebene Permeat-Pumpe zur Druckerhöhung und Überwindung des Gegendruckes im gefüllten Wassertank (Drucktank).
- Stets wird frisches gereinigtes Wasser mit abgestandenem Wasser im Tank vermischt.

- Zusätzlicher Platzbedarf für den Tank.
- Eine Keimbesiedlung des Tanks ist möglich, wodurch das gereinigte Wasser verunreinigt wird.
- Keine Möglichkeit, den Tank ohne Chemikalien zu reinigen. Der Tank muß hin und wieder mit Chemikalien wie Chlordioxid gereinigt und anschließend ausgiebig gespült werden.
- Billiggeräten fehlt die Möglichkeit des Durchspülens vor jeder Inbetriebnahme. Dadurch gelangen etwa 300 bis 400 Milliliter belastetes Wasser in den Reinwassertank (geringere mittlere Reinigungsquote). Das führt zu einer verminderten Lebensdauer der UO-Membran.
- Eine Havarie kann bei Abwesenheit zur Überschwemmung der Wohnung führen, falls keine Schutzeinrichtung eingebaut ist.

Mit Strom betriebene UO-Geräte. – Das Leitungswasser wird wie in eine Kaffeemaschine gefüllt. Eine elektrisch betriebene Pumpe sorgt für den nötigen Wasserdruck und drückt das Wasser durch das System. Aus einem Tank kann danach das reine Trinkwasser entnommen werden.

Diese Geräte sind auf Reisen praktisch und können an jeder Steckdose betrieben werden. Kombiniert mit Photovoltaik ist kein Anschluß an die Strom- und Wasserversorgung notwendig.

Die Kosten der Umkehr-Osmose

Umkehr-Osmose ist das wirtschaftlichste Verfahren zur Gewinnung reinen Trinkwassers. Umkehr-Osmose-Geräte für den Haushalt gibt es in allen Preisklassen.

Entscheidend ist eine hohe Reinigungsquote. Dafür lohnt es sich, mehr Geld auszugeben. Billige Geräte verfügen in der Regel nur über eine UO-Membran mit geringer Reinigungsquote und über minderwertige Komponenten.

Nun zu den Kosten: Die Wasserkosten fallen auch an, wenn anstelle des reinen Wassers Leitungswasser verwendet wird. Somit schlägt dieser Posten nicht zu Buche.

Zu berechnen wären jedoch die Kosten für das Abwasser, soweit dieses nicht anderweitig genutzt wird. Bei einem guten Verhältnis von reinem Wasser zu Abwasser sind das etwa 1 Cent pro Liter reines Wasser.

Entscheidend sind die Kosten für die Anschaffung des UO-Gerätes (einige hundert Euro), für die Ersatzfilter und Membranen. Die Kosten des Gerätes werden auf mehrere Jahre umgelegt, die Kosten für Ersatzfilter und Membranen pro Jahr berechnet und auf den Jahresbedarf an reinem Wasser bezogen. Das ergibt 5 bis 10 Cent pro Liter reines Wasser, bei geringem Wasserbedarf auch mehr.

Der pH-Wert reinen Wassers

Das mit Umkehr-Osmose gereinigte Wasser hat einen idealen pH-Wert von 6,5 bis 6,8 aufgrund eines geringen Gehaltes an Kohlensäure (Seite 55).

Kohlensäure ist unbedenklich, weil diese als Kohlendioxid über die Lungen abgeatmet wird. Deshalb hat ein geringer Gehalt an Kohlensäure im Trinkwasser keinen Einfluß auf den Säure-Basen-Haushalt des Organismus.

Ein pH-Wert von 6,5 bis 6,8 verleiht dem Wasser einen angenehmen Geschmack, so daß bei Durst genug davon getrunken wird. Hartes Wasser wird hingegen abgelehnt (hoher Gehalt an Kalziumkarbonat, pH-Wert meist bei 8 bis 9).

Wir bevorzugen generell Getränke mit niedrigem pH-Wert: Fruchtsaft (pH 3 bis 4), ebenso die meisten Früchte, Früchtetee (pH 3 bis 4), Wein (pH 4), Bier (pH 3,5 bis 5,0), Milch (pH 6,5), Kaffee (pH 5), schwarzer und grüner Tee (pH 5,5), Limonade (pH 2,5 bis 3,0) und Cola (1,6 bis 3,0). Wer diese Getränke konsumiert, muß sich um reines Wasser mit pH 6,5 keine Sorgen machen.

Einwände gegen reines Trinkwasser

Niemand muß befürchten, durch Trinken reinen Wassers Mineralstoffe zu verlieren (Seite 64).

Mitunter wird der Einwand vorgebracht, gereinigtes Wasser sei „tot“ und es käme darauf an, das Wasser zu „vitalisieren“. Die Bezeichnung „tot“ ist jedoch nur für Lebewesen sinnvoll, die nicht mehr leben.

Belebt wird Wasser, wenn sich Algen im Wasser ansiedeln, wenn Wasserpflanzen anfangen zu wachsen, wenn Fische, Wasserflöhe und anderes Getier im Wasser schwimmen. Auch mit Cholera-Bakterien verunreinigtes Wasser ist belebtes Wasser. Doch darauf sollten wir besser verzichten.

Wer meint, Wasser zu vitalisieren, indem er Quarzsteine oder Korallengestein über Nacht in das gereinigte Wasser legt, der erhöht damit den Gehalt an gelöstem Kalziumkarbonat (Kalk), allerdings meist nur geringfügig.

Anders sieht es aus, wenn ein Brocken Salzgestein ins Wasser gelegt wird (Kristallsalz besteht zu 97 bis 98 Prozent aus leichtlöslichem Natriumchlorid). Dadurch erhöht sich die Natrium- und Chlorid-Konzentration im Trinkwasser. Der niedrige Grenzwert für Natrium und Chlorid der Trinkwasser-Verordnung wird leicht überschritten. Salz hat im Wasser nichts zu suchen (mehr dazu in unserem Buch *Salz – das weiße Gift. Der Einfluß von Natrium, Kalium und Chlorid auf unsere Gesundheit*).

Die Chemie und Physik des Wassers birgt viele Besonderheiten, Anomalien und Geheimnisse, welche die Wissenschaft bislang nicht zu erklären vermochte. Wer mehr über Wasser erfahren möchte und vor Chemie und Physik nicht zurückschreckt, dem sei das Buch von Professor GERALD POLLACK empfohlen: *Wasser – viel mehr als H_2O* (der Originaltitel: *Fourth Phase of Water: Beyond Solid, Liquid & Vapor* – Übersetzung: Der vierte Aggregatzustand des Wassers jenseits von fest, flüssig und gasförmig).

Kapitel 7

Die Folgen des Wassermangels

Das Beste ist das Wasser.

PINDAR (522 – 446 v. Chr.),
griechischer Dichter

Stimmung und geistige Leistungsfähigkeit

Zahlreiche Untersuchungen zeigen: Wassermangel verschlechtert Stimmung und Konzentrationsvermögen. Aufgaben werden als schwieriger zu bewältigen angesehen (ARMSTRONG 2012). Die Wachsamkeit läßt nach, Müdigkeit und Schläfrigkeit nehmen zu; bei starker Dehydration kommt es zu Verwirrung (PROSS 2013).

Bereits eine leichte Dehydration verschlechtert das Kurzzeitgedächtnis und vermindert die Wachsamkeit. Die Ermüdung wird beschleunigt und die Anspannung verstärkt (GANIO 2011).

Kinder mit einer Dehydration von nur 1 bis 2 Prozent ihres Körpergewichtes leiden unter Verwirrung, Reizbarkeit und Lethargie (Trägheit, Teilnahmslosigkeit), was mit verminderten geistigen Fähigkeiten verbunden ist (D'ANCI 2006).

Bei einer Untersuchung in Italien litten 84 Prozent der Schulkinder unter starker Dehydration (Konzentration osmotisch wirksamer Stoffe über 800 mmol/kg Urin), weil sie morgens nicht genug getrunken hatten. Die Dehydration war verbunden mit schlechter Aufmerksamkeit und schlechten Ergebnissen bei Sprachtests. Je stärker die Dehydration, desto schlechter die Ergebnisse. Dehydrierte Kinder, denen Wasser zu trinken gegeben wurde, verbesserten vor allem ihr Kurzzeitgedächtnis gegenüber den Kindern der Kontrollgruppe (FADDA 2012).

Bei einer Studie in Israel waren zwei Drittel der Schüler stark oder extrem dehydriert, verbunden mit schlechteren Ergebnissen bei den Tests (BAR-DAVID 2005).

Bei einer Studie in Frankreich war über ein Drittel der Kinder morgens bei Schulbeginn stark dehydriert (800 bis 1000 mmol/kg Urin), während 22,7 Prozent unter extremer Dehydration litten (über 1000 mmol/kg Urin). Beinahe zwei Drittel aller Schulkinder litten morgens unter starker oder extremer Dehydration (BONNET 2012).

Bei Schulkindern in Ägypten waren morgens 57 Prozent stark dehydriert (mehr als 800 mmol/kg Urin) und 24,7 Prozent extrem dehydriert (über 1000 mmol/kg Urin, GOUDA 2015).

Desgleichen waren in den USA (Los Angeles, New York) zwei Drittel der Kinder morgens stark dehydriert, obwohl 90 Prozent von ihnen gefrühstückt hatten. Doch 75 Prozent hatten vor oder beim Frühstück kein Wasser getrunken (STOOKEY 2012).

Wassermangel vermindert die körperliche Leistungsfähigkeit. Selbst eine geringfügige Dehydration führt zu Leistungsabfall (BURKE 2007, MURRAY 2007, MAUGHAN 2007), vor allem die Ausdauer geht zurück.

Bei Radfahrern reduziert sich die Leistung in Abhängigkeit von der Dehydration: Je größer die Dehydration, desto stärker der Leistungsabfall. Bei einem Wasserverlust von 2,3 bis 3,1 Prozent des Körpergewichtes war die Leistung um 13 Prozent geringer (LOGAN-SPRENGER 2015).

Da bei Hitze und Dehydration die körperliche Leistungsfähigkeit abnimmt, ist eine ausreichende Wasserzufuhr geboten (CHEUVRONT 2003).

Beim Marathonlauf sollten die Wasserverluste 2 Prozent des Körpergewichtes nicht übersteigen (CHEUVRONT 2007).

Bei einem Tennisspiel können mehr als 2,5 Liter Wasser über den Schweiß verlorengehen. Wird der Wasserverlust nicht ersetzt, läßt die Leistung nach und es erhöht sich das Verletzungsrisiko (KOVACS 2008).

Bei hoher Ausdauerbelastung bis zur Erschöpfung verursacht Dehydration Schäden an der DNS durch verstärkten oxidativen Streß und die Leistung vermindert sich (PAIK 2009).

Ausdauerbelastung in tropischem Klima (hohe Temperatur, hohe Luftfeuchtigkeit) ist mit starkem Schwitzen und hohem Wasserverlust verbunden. Auf der halben Triathlon-Strecke (halbe Ironman-Strecke mit 1,9 km Schwimmen, 90 km Radfahren, 21,1 km Laufen) müssen die Athleten ausreichend trinken, um Überhitzung zu vermeiden (BAILLOT 2015), und um überhaupt ins Ziel zu kommen.

Schlußfolgerung: Beim Sport darf es nicht zu Wassermangel kommen und nicht zur Wasserüberlastung durch übermäßiges Trinken. Beides vermindert die körperliche Leistungsfähigkeit (CASA 2000).

Nierenfunktion

Die Nieren regulieren den Wasser- und Elektrolyt-Haushalt, das Blutvolumen, den Blutdruck und das Säure-Basen-Gleichgewicht. Sie scheiden überschüssige Mineralstoffe aus sowie Stoffwechselgifte und harnpflichtige Substanzen (Harnstoff, Harnsäure, Kreatinin).

Gesunde Nieren junger Erwachsener können den Urin stark konzentrieren, bis zu einer Konzentration osmotisch wirksamer Substanzen von 1400 mmol/l. Die Nieren können den Urin auch stark verdünnen, bis auf 40 mmol/l. – Mit zunehmendem Alter und nachlassender Nierenfunktion vermindert sich die Fähigkeit der Nieren zur Verdünnung und Konzentration des Urins (POPKIN 2010).

Eine akute Störung der Nierenfunktion kann zu übermäßigem Wasserverlust und damit zu Dehydration führen. Chronische Dehydration wiederum kann eine Verschlechterung der Nierenfunktion verursachen, bis hin zu bleibenden Nierenschäden (RONCAL-JIMENEZ 2015, HILLIARD 2016, LAUVERJAT 2006, CLARK 2016, GARCÍA-TRABANINO 2015, WEGMAN 2017, CHOI 2015).

Die Arbeiter auf Zuckerrohrplantagen arbeiten den ganzen Tag unter der glühenden Tropensonne und bei hoher Luftfeuchte. Sie schwitzen stark und verlieren viel Wasser. Die Folge ist eine starke Dehydration, wodurch mit zunehmendem Alter die Nierenfunktion stark nachläßt und es schließlich zum chronischen Nierenversagen kommt (Roncal-Jimenez 2015, García-Trabanino 2015, Wegman 2017). Die Ursache dafür ist der stark konzentrierte Urin und die dadurch bedingte Schädigung der empfindlichen Nierenkörperchen (aufgrund des niedrigen pH-Wertes, der hohen Konzentration an Harnsäure und Harnstoff).

Der Urin muß ausreichend verdünnt werden, damit die Nieren auch im Alter gesund und leistungsfähig bleiben und das Nachlassen der Nierenfunktion gering ausfällt. Um das zu erreichen, sollte über den ganzen Tag verteilt ausreichend Wasser getrunken werden.

Bei Wassermangel wird das antidiuretische Hormon (ADH, Vasopressin) freigesetzt. Bei hoher ADH-Konzentration im Blut spannen sich die Muskelzellen der Blutgefäße an, wodurch sich diese verengen und der Blutdruck ansteigt. Anhaltender Wassermangel kann dadurch zu erhöhtem Blutdruck führen und die Nieren auch auf diesem Wege schädigen (Bouby 2003).

Gicht

Nach dem Verzehr purinreicher Nahrung steigt die Harnsäure-Konzentration im Blut an. Purine finden sich vor allem in Innereien, Fleisch, Wurst, Fisch, Hülsenfrüchten und Hefe. Das kann zu Gicht führen (Urikopathie; *Arthritis urica*), zu Knorpelschäden und Knochenabbau an den betroffenen Gelenken. Auch die Nieren werden geschädigt. Bei lebenslanger hoher Belastung durch Harnsäure kann das im Alter zu bleibendem Nierenversagen führen.

Doch das läßt sich mit diesen Maßnahmen vermeiden:

1. Beschränkung der Zufuhr tierischen Proteins auf ein gesundes Maß, damit der Urin-pH-Wert nicht zu weit gesenkt wird (ein niedriger Urin-pH-Wert verringert die Ausscheidung von Harnsäure über die Nieren).
2. Beschränkung der Zufuhr purinreicher Nahrung, damit der Anfall von Harnsäure vermindert wird.
3. Erhöhte Wasserzufuhr in den Stunden nach einer solchen Mahlzeit, damit die Harnsäure im Urin verdünnt und vermehrt ausgeschieden wird.
4. Mehr Obst und Gemüse, um den Urin-pH-Wert anzuheben und die Ausscheidung von Harnsäure zu verbessern (ein niedriger Urin-pH-Wert aufgrund der Zufuhr tierischen Proteins beschleunigt gleichfalls die Alterung der Nieren; mehr dazu in unserem Buch *Osteoporose als Folge fehlerhafter Ernährung und Lebensweise. Über die Irrtümer der Osteoporose-Medizin und die Kunst, gesund zu bleiben*).

Harnsteine

Dehydration fördert die Bildung von Steinen und Grieß im Harntrakt (in Nierenbecken, Harnleiter, Harnblase und Harnröhre). Ist der Urin stärker konzentriert, fallen die im Harn gelösten Salze leichter aus und kristallisieren zu Harnsteinen (ARMSTRONG 2012, EMBON 1990). Ausreichend Wassertrinken verhindert die Bildung von Harnsteinen und dadurch bedingte Nierenschäden.

Schwächung der Abwehrkraft

Nach einer japanischen Studie schwächt Wassermangel das Immunsystem. Die Dehydration nach einem intensiven Judo-Training über 2,5 Stunden verminderte die Funktion der neutrophilen Granulozyten (Chishaki 2013). Diese gehören zur Gruppe der weißen Blutzellen (Leukozyten) und sind Bestandteil der zellulären Immunabwehr.

Makula-Degeneration und Augenerkrankungen

Der gelbe Fleck (*Macula lutea*) ist der „Punkt des schärfsten Sehens“ (*Fovea centralis*) auf der Netzhaut der Augen. Bei einer Schädigung dieses Bereiches der Netzhaut läßt die zentrale Sehschärfe nach, was mit zunehmender Sehbehinderung verbunden ist und schließlich zur Erblindung führen kann.

Eine erhöhte Konzentration osmotisch wirksamer Stoffe im Blutplasma (Wassermangel, zu hoher Salzkonsum) steigert die lokale Entzündung der Augennetzhaut und fördert dadurch die *Makula-Degeneration* (Bringmann 2016).

Osmotischer Streß ist zu vermeiden, um die Sehkraft der Augen zu erhalten (Hollborn 2015, Veltmann 2016). Das erfordert ausreichende Wasserzufuhr und die Beschränkung des Salzkonsums auf ein gesundes Maß.

Dehydration kann zudem andere Augenkrankheiten verursachen: *Linseneintrübung* (Grauer Star) und Anomalien der Lichtbrechung, trockene Augen, *diabetische Retinopathie* und *Glaukom* (Grüner Star, Sherwin 2015).

Allergien und Histamin

Histamin wirkt als Neurotransmitter und Gewebshormon. Mit seiner Freisetzung aus körpereigenen Zellen werden Abwehrreaktionen gegen körperfremde Stoffe stimuliert. Bei Allergien wird vermehrt Histamin gebildet.

Bei Wassermangel wird die Bildung von Histamin stimuliert (Kjaer 1995), wodurch Allergien und Unverträglichkeitsreaktionen verstärkt werden.

Histamin beeinflußt auch die Gehirnfunktion: Es bewirkt Erregung, Ängstlichkeit und regt die Ausschüttung von Streßhormonen an. Das sympathische Nervensystem wird angeregt, die Nieren konzentrieren den Urin stärker und der Appetit wird unterdrückt (Brown 2001).

Bei ausreichender Wasser- und geringer Kalziumzufuhr (keine kalziumhaltigen Milchprodukte), bei dauerhaft hohem Vitamin-D-Spiegel (über 60 ng/ml) bestehen gute Chancen, den Leidensdruck bei chronischen Allergien zu vermindern. Antihistaminika (Histamin-Rezeptorblocker) werden dann langfristig entbehrlich (mehr dazu in dem Buch *Gesund in sieben Tagen* von Raimund von Helden).

Kopfschmerzen

Wassermangel kann zu Kopfschmerzen führen und diese verstärken (Blau 2005, 2004, Shirreffs 2004). Vermehrte Wasserzufuhr vermag Kopfschmerzen abzuschwächen und das Abklingen der Schmerzen zu beschleunigen (Spigt 2005). Patienten mit Migräne können oft durch Wassertrinken die Stärke der Kopfschmerzen mildern (Spigt 2012).

Bei Wassermangel wird vermehrt das *antidiuretische Hormon* (ADH) freigesetzt. Dem folgt die Ausschüttung von *Adrenocorticotropin* (ACTH) und *Glucocorticoiden* (*Cortisol, Corticosteron*), alles Streßhormone, welche die Bildung des Enzyms *SGK1* stimulieren (*Serum-Glucocorticoid-regulated Kinase 1*). Bei Dehydration wird außerdem der *Transkriptionsfaktor NFAT5* hochreguliert, der gleichfalls die Bildung von SGK1 anregt. – Wassermangel bewirkt somit osmotischen Streß, wodurch langfristig vielfältige Störungen und Fehlfunktionen verursacht werden.

SGK1 wird aktiviert durch *Insulin*, *Wachstumsfaktoren*, oxidativen Streß, über die Signalwege *Phosphoinositid-3-Kinase* (Förderung von Allergien, Arteriosklerose, chronische Entzündungen und Krebs), PDPK1 (*3-Phosphoinositide-dependent Protein-Kinase-1*) und *mTOR* (wirkt anregend auf das Tumorwachstum). SGK1 ist ein starker Stimulator der *Na^+/K^+-ATPase*, zahlreicher Transporter und Ionen-Kanäle (vor allem Na^+, K^+, Cl^-, Ca^{2+}, H^+ betreffend). SGK1 ist überdies beteiligt an der Regulierung von Transkriptionsfaktoren und Genen (*NFκB, p53, CREB, FOXO3a*).

Die erhöhte Aktivität von SGK1 aufgrund des Wassermangels fördert zahlreiche degenerative Erkrankungen: *Insulinresistenz, Diabetes Typ 2, Übergewicht und Fettleibigkeit, Bluthochdruck, Arteriosklerose* und ein erhöhtes Thrombose-Risiko, verbunden mit der Folge eines erhöhten Risikos für *Herzinfarkt*, *Schlaganfall* und *vaskuläre Demenz*, ferner die *Fibrose des Herzgewebes* (Funktionseinschränkung durch krankhafte Vermehrung von Bindegewebszellen), die *Abnahme der Nierenfunktion* (bis hin zum chronischen *Nierenversagen*), *Mikroalbuminurie* (Albumin im Urin, ein Protein aus dem Blutplasma), *Autoimmun-Erkrankungen*, chronische unterschwellige Entzündungen sowie die *Stimulierung des Tumorwachstums* (LANG 2017, THORNTON 2016).

All diese Erkrankungen bewirken den Verfall der Gesundheit und damit eine geringere Lebenserwartung (THORNTON 2011).

Die Fakten und Zusammenhänge sind überzeugend. Dennoch sind tiefergehende Untersuchungen notwendig, inwieweit dauerhafte Dehydration die genannten Erkrankungen fördert. – Da reines Trinkwasser fast nichts kostet und die optimale Wasserzufuhr ohnehin notwendig ist, um Gesundheit und Leistungskraft zu bewahren, spricht alles für eine gute Wasserversorgung.

Übergewicht

Bei Wassermangel wird vermehrt das *antidiuretische Hormon* ausgeschüttet (die Folgen werden auf den beiden vorigen Seiten erläutert), ebenso *Angiotensin*, welches Durstgefühl auslöst, sofern dieses nicht durch salzhaltige Kost unterdrückt wird. Neben dem Durstgefühl steigert Angiotensin den Appetit auf salzhaltige Kost (Seite 50). Das verführt zu einer verfehlten Ernährung mit übermäßiger Kalorienzufuhr. Das hat schließlich Übergewicht zur Folge und fördert die Entwicklung ernährungsbedingter Erkrankungen, wie *Arteriosklerose, Insulinresistenz, Diabetes Typ 2* und *Krebserkrankungen* (THORNTON 2016).

Tierversuche bestätigen, daß ein anhaltendes Wasserdefizit Verfettung und Übergewicht verursacht durch übermäßige Kalorienzufuhr und ein gestörtes Sättigungsempfinden (THORNTON 2016).

Diese Störung ist verhängnisvoll, weil die Salzzufuhr Wassermangel verstärkt, wodurch noch mehr antidiuretisches Hormon und Angiotensin ausgeschüttet werden.

Dieser Teufelskreis läßt sich nur durchbrechen durch ausreichendes Trinken über den Tag verteilt, und durch Beschränkung der Salzzufuhr auf ein gesundes Maß.

Zur Überlastung mit Natriumchlorid führen bereits geringe Mengen (mehr als 2 Gramm Salz pro Mahlzeit und mehr als 3 Gramm pro Tag, abhängig von der Natrium-Konzentration im Blutplasma). Die Folgen der Überlastung: Versteifung der Gefäßwände, *Bluthochdruck*, *Arteriosklerose*, *Schädigung der Nieren* und der *Augennetzhaut*, *Herz- und Kreislauf-Erkrankungen*, erhöhtes Risiko für *Herzinfarkt* und *Schlaganfall* (mehr dazu in unserem Buch *Salz – das weiße Gift. Der Einfluß von Natrium, Kalium und Chlorid auf unsere Gesundheit*).

Haben wir Appetit auf salzhaltige Nahrung, so empfiehlt es sich, erst einmal Wasser zu trinken. Verschwindet der Appetit, waren wir nicht hungrig, sondern durstig.

Eine gute Wasserzufuhr von täglich 2 Litern über 30 Tage hat einen positiven Effekt auf den Wassergehalt der Haut (Palma 2015, 2015a). Wasser im Gewebe der Haut verleiht ihr Elastizität, Spannkraft und pralle Konsistenz. Vermag die Haut nicht mehr genug Wasser zu halten, neigt sie zu Trockenheit und zum Hervortreten der Falten.

Eine geschädigte Proteinstruktur der Haut läßt sich jedoch mit Wassertrinken nicht wieder herstellen. Wenn diese aufgrund übermäßig langer UV-Bestrahlung im Laufe des Lebens Schaden genommen hat, vermag die Haut nur noch unzureichend Wasser zu speichern. Hier hilft das Auftragen von Feuchtigkeitscreme, wodurch die Haut von außen Fette und gebundenes Wasser erhält, Vitamine und Antioxidantien. Notwendig ist auch eine gesunde Ernährung, um die Haut von innen mit Aminosäuren zu versorgen, mit Fettsäuren, Vitaminen und Mineralstoffen.

Zu empfehlen ist das Baden und Waschen mit reinem Wasser (z. B. Regenwasser, weiches Leitungswasser, das Wasser in zahlreichen Seen). Dieses wird auf der Haut als angenehm empfunden, sie wird weich und geschmeidig. Anders dagegen das Baden in hartem Wasser (hoher Gehalt an gelöstem Kalziumkarbonat). Die Haut wird dadurch aufgerauht und hart, fühlt sich unangenehm an und bedarf nachträglich einer Behandlung mit einer Creme.

Ursache für trockene und rauhe Haut kann auch gechlortes Leitungswasser sein, ebenso die Verwendung aggressiver Putz- und Reinigungsmittel.

Ältere Menschen leiden oft unter Dehydration. Die Gründe dafür sind schlechte Nierenfunktion (vermehrter Verlust von Elektrolyten und Wasser), körperliche oder geistige Behinderung, abgestumpftes und unterdrücktes Durstempfinden, erhöhter Wasserbedarf aufgrund salzhaltiger Kost und Einnahme vieler Arzneimittel.

Dehydration trübt das Bewußtsein, verschlechtert das Denkvermögen und sorgt für Verwirrung, bis hin zum Delirium (Culp 2004, Lawlor 2002, Voyer 2009). Dehydration kann zu undeutlicher Aussprache führen, Schwäche in Armen und Beinen verursachen, das Sehvermögen verschlechtern, niedrigen Blutdruck und Herzrasen nach sich ziehen (Jéquier 2010). Dehydration beschleunigt den geistigen und körperlichen Verfall im Alter. 35 Prozent der Demenz-Patienten sterben an Auszehrung und Dehydration (Koopmans 2007).

Alles ist aus dem Wasser entsprungen!
Alles wird durch Wasser erhalten!
Ozean, gönn‘ uns dein ewiges Walten.
Wenn du nicht in Wolken sendetest,
Nicht reiche Bäche spendetest,
Hin und her nicht Flüsse wendetest,
Die Ströme nicht vollendetest,
Was wären Gebirge, was Ebnen und Welt?
Du bist‘s, der das frischeste Leben erhält.

GOETHE (*Faust. Der Tragödie zweiter Teil*)

Anhang A

Badekultur und Wasserheilkunde

Bereits im Altertum entwickelte sich eine Badekultur, eine Kultur der Hygiene und Heilung mit kaltem und warmem Wasser. Auch HIPPOKRATES wandte Wassertherapien an.

Im römischen Reich wurden wunderschöne Thermen gebaut, auch in den Provinzen. Es gab öffentliche Thermalbäder und luxuriöse Privatbäder, die teils als Dampfbäder betrieben wurden. Die Bäder dienten der Körperreinigung, der Heilung und Gesunderhaltung, aber auch dem Vergnügen, der Plauderei und geschäftlichen Verhandlungen.

Zuerst saß oder lag man im *Tepidarium* (lat. *tepidus* – lauwarm), einem Wärmeraum, in welchem Wände und Fußboden beheizt wurden. Die Luft war trocken und warm, etwa 35 bis 40 °C. Genutzt wurde das Tepidarium zur Entspannung und Verbesserung der Durchblutung. Auf diese Weise wurde versucht, Gefäßerkrankungen zu heilen, eine leichte Erkältung schneller zu überwinden oder Rheuma zu lindern.

Im *Caldarium* waren ebenfalls Wände und Fußboden beheizt (lat. *caldus* – warm, heiß). Die Lufttemperatur lag bei 40 bis 50 °C, die Luftfeuchtigkeit war allerdings sehr hoch, nahezu 100 Prozent. Dieser heiße Raum diente der Entspannung der Muskulatur und Anpassung an das Dampfschwitzbad.

Das *Sudatorium* war das römische Dampfschwitzbad (lat. *sudare* – schwitzen) mit sehr heißer und feuchter Luft aufgrund der Verdampfung von Wasser, vergleichbar mit der heutigen Sauna. Das Schwitzen diente der Reinigung der Haut. Auch überschüssiges Natrium und Chlorid wurde beim Schwitzen über die Schweißdrüsen ausgeschieden.

Das *Frigidarium* (lat. *frigidus* – kalt) diente der Abkühlung und Erfrischung in kalter Luft oder in einem Kaltwasserbecken.

Auch die Germanen verfügten über eine Badekultur. Im Sommer badeten sie in Seen und Flüssen, im Winter im angewärmten Wasser in Bottichen und sie nutzten auch Dampfbäder. Dabei wurde ein Steinfeuerherd beheizt und Wasser auf die heißen Steine gegeben, wie in der heutigen Dampfsauna.

Ebenso wurde im Mittelalter eine Badekultur gepflegt. Badehäuser wurden auch als Lusthäuser genutzt und gerieten dadurch in Verruf, nicht zuletzt wegen der Verbreitung ansteckender Geschlechtskrankheiten und Hauterkrankungen. In der Folge kam es zu einem Niedergang der Badekultur.

Anfang des 18. Jahrhunderts erfolgte eine Renaissance der Badekultur und der Wasserheilkunde: JOHANN SIEGMUND HAHN (1664–1725) und seine Söhne JOHANN GOTTFRIED und JOHANN SIEGMUND, die in Schweidnitz in Schlesien als Ärzte praktizierten, entwickelten eine Wasserheilkur.

Populär gemacht wurde die Badekultur und Wassertherapie von SEBASTIAN KNEIPP (1821–1897), VINZENZ PRIESSNITZ (1799–1851), CHRISTOPH WILHELM HUFELAND (1762–1836), KARL FRIEDERICH FERDINAND RUNGE (1835–1882), WILHELM WINTERNITZ (1835–1917), und

Friedrich Eduard Bilz (1842–1922), wobei besonderer Wert auf das Baden in kaltem Wasser gelegt wurde und auf Kaltwasseranwendungen, um der „Verweichlichung“ entgegenzuwirken.

Beim Baden in kaltem Wasser verliert der Körper jedoch auch viel Energie. Heinrich Lahmann (1860–1905) zeigte, daß kalte Luft als Temperaturreiz zur Abhärtung genügt. Man sollte nicht in kaltes Wasser steigen, wenn man schon vorher fröstelt und friert.

Wie der Autor Raimund von Helden nachweisen konnte, führt die Abkühlung der Muskulatur zu einem Anstieg des aktiven Vitamin D um 17 Prozent (1,25-Vitamin-D3). Aktives Vitamin D reguliert über die Vitamin-D-Rezeptoren im Zellkern viele hundert Gene. Das hat einen positiven Einfluß auf die Bewahrung und Wiedergewinnung der Gesundheit. Auch regt der Kältereiz die Durchblutung an und wirkt dadurch belebend.

Die Wassertherapie ist zumeist in ein umfassendes Kurkonzept eingebettet, mit Ernährungskorrektur, Lebensreform, Bewegung und Gymnastik an frischer Luft, mit Erholung und Schlaf, mit Luft- und Sonnenbädern, wodurch in vielen Fällen eine Heilung und Gesundung bewirkt werden kann.

Bei der *Thalassotherapie*, entwickelt von dem französischen Biologen René Quinton (1866–1925), wird das Meer zum Baden genutzt. Auch hier kommen mehrere Faktoren zusammen: saubere Luft, Bewegung, Erholung, Sonnenbäder und Vitamin-D-Bildung. All das wirkt gesundheitsfördernd und empfiehlt sich besonders bei Leiden und Erkrankungen, die durch Überarbeitung, Dauerstreß und fehlerhafte Lebensweise bedingt sind.

Es empfiehlt sich, warmes, sonniges Wetter zum Baden in Flüssen, Seen und im Meer zu nutzen und dabei auch sportlich zu schwimmen. Luft- und Sonnenbäder sind bei jeder Gelegenheit zu genießen und zur Bildung von Vitamin D zu nutzen (mehr dazu in dem Buch *Gesund in sieben Tagen* von Raimund von Helden). Der Aufenthalt im Freien, am Wasser von Seen und Meeren ist wohltuend und gesundheitsfördernd.

> Das Wasser ist ein freundliches Element für den,
> der damit bekannt ist und es zu behandeln weiß.
>
> Goethe

Krisenvorsorge

Leitungswasser gilt in Deutschland als selbstverständlich. Doch es fließt nur, wenn Pumpen für den nötigen Wasserdruck sorgen. Bei Stromausfall arbeitet keine Pumpe und es fließt kein Wasser.

Im Wasserwerk sollte zwar eine Notstromversorgung vorgesehen sein, um bei Stromausfall die Pumpen weiterlaufen zu lassen. Die Frage ist jedoch, ob Diesel vorrätig ist, und wie lange die Notstromversorgung aufrecht erhalten werden kann.

Auch bei einem Terroranschlag kann das Wasserwerk ausfallen.

Zur *Krisenvorsorge* empfiehlt sich die *Vorbereitung auf den Ausfall der Wasserversorgung*:

- Anlegen eines *Vorrates an reinem Trinkwasser*, aufbewahrt in Flaschen und Behältnissen aus Glas oder hochwertigem Kunststoff.
- Eine Reserve an leeren Glasbehältnissen, die jederzeit mit Trinkwasser gefüllt werden können.
- Bei Stromausfall *Badewanne mit Leitungswasser füllen.*
- Für Hausbesitzer: *Anlage eines Brunnens* mit Handpumpe für den Notbetrieb.
- *Sammlung von Brauchwasser* in Regentonnen und Zisternen. Speicherung von Regen- oder Leitungswasser im frostsicheren Keller im Krisenfall.

- *Sedimentfilter*, um Regen- und Brunnenwasser reinigen zu können, ebenso Wasser aus Bächen und Teichen.
- Ein elektrisch betriebenes *Umkehr-Osmose-Gerät* (z. B. mit Anschluß an eine Photovoltaik-Anlage).
- Verminderung des Wasserverbrauches (z. B. mittels einer Kompost-Toilette).
- Keine gesalzene Nahrung essen, denn dadurch erhöht sich der Bedarf an Trinkwasser.

Wenn der Brunnen trocken ist,
schätzt man erst das Wasser.
Arabisches Sprichwort

Durst macht aus Wasser Wein.
Deutsches Sprichwort

Anhang C

Der Wasserhaushalt von Kamelen

Kamele (Dromedare und Trampeltiere) sind an Trockenheit und Hitze in der Wüste angepaßt. Sie sind genügsam und sehr widerstandsfähig. Sie können drei bis vier Wochen ohne Wasser auskommen und einen Wasserverlust von einem Viertel ihres Körpergewichtes ertragen, ohne zu verdursten. Für den Menschen sind bereits acht bis zehn Prozent lebensbedrohlich.

Ein durstiges Kamel kann in 15 Minuten 200 Liter Wasser trinken. Das Wasser wird in großen Speicherzellen der drei Vormägen eingelagert. Dadurch kann das Kamel drei bis vier Wochen ohne Wasser auskommen. – Die Speicherzellen speichern auch Nährstoffe aus dem Futter.

Die roten Blutzellen können sich auf das 200fache ihres Volumens ausdehnen, um Wasser aufzunehmen und zu speichern.

Die Nüstern des Kamels sind verschließbar, womit kaum Wasser über die Atemluft verloren geht. In der Atemluft enthaltener Wasserdampf kann vor dem Ausatmen von den Nasenschleimhäuten teilweise wieder aufgenommen werden.

Kamele können ihre Körpertemperatur an die Umgebung anpassen, nachts bis auf 34 °C senken und tagsüber, wenn die Sonne die Wüste aufheizt, steigt die Körpertemperatur auf bis zu 42 °C. Dadurch paßt sich das Kamel an die Umgebungstemperatur an. Die Luftpolster zwischen den Fellhaaren schützen vor der Hitze. Somit wird weniger Wasser durch Schwitzen verloren. Und in der kalten Nacht der Wüste müssen Kamele weniger Energie aufwenden, um die Körpertemperatur aufrechtzuerhalten.

Die Höcker (einer beim Dromedar und zwei beim Trampeltier) sind Fettdepots und nicht etwa Wasserspeicher. Sie dienen der Energiespeicherung, weshalb Kamele lange Zeit ohne Futter auskommen. Außerdem schützen diese Fettdepots vor Sonneneinstrahlung von oben, denn Fett ist ein schlechter Wärmeleiter. Und nachts verliert das Kamel weniger Wärme.

Die Nieren der Kamele sind in der Lage, den Urin stark zu konzentrieren. Sie geben bei Wasserknappheit nur einen Liter pro Tag ab. Das ist wenig für Tiere dieser Größe. Pferde bilden im Durchschnitt etwa zehn Liter Urin pro Tag.

Der Darm des Kamels entzieht den Exkrementen fast das gesamte Wasser, so daß auch auf diesem Wege kaum Wasser verlorengeht. Es scheidet trockene kastaniengroße Kotbällchen aus.

Kamele haben sich ideal an extrem trockene Lebensräume angepaßt. Der Mensch hingegen benötigt öfter Wasser, weil er mehr Wasser verliert.

Literaturverzeichnis

Bücher

BALL, PHILIP: *H_2O. Die Biographie des Wassers.* München, Zürich 2001.

DE LUCA; MENANI; JOHNSON: *Neurobiology of Body Fluid Homeostasis: Transduction and Integration.* Boca Raton (FL) 2014.

HEININGER, FRANZ: *Trink Wasser!* 4. Auflage Steyr 2006.

KÖLLE, WALTER: *Wasseranalysen – richtig beurteilt. Grundlagen, Parameter, Wassertypen, Inhaltsstoffe.* 4. Auflage Weinheim 2017.

LÖFFLER, GEORG; PETRIDES, PETRO; HEINRICH, PETER: *Biochemie und Pathobiochemie.* 8. Auflage Heidelberg 2007.

POLLACK, GERALD: *Wasser viel mehr als H_2O.* 2. Auflage Freiburg 2015.

POLLACK; CAMERON; WHEATLEY: *Water and the Cell.* Dordrecht 2006.

POLLACK, GERALD: *Cells, Gels and the Engines of Life. A new, unifying Approuch to Cell Function.* Seattle 2001.

TORTORA, GERARD; DERRICKSON, BRYAN: *Anatomie und Physiologie.* Weinheim 2008.

THOMAS, LOTHAR: *Labor und Diagnose.* 8. Auflage 2012.

Wasser ist lebensnotwendig

(Kapitel 1, Seite 19)

LOCHNER; MOGHADDAM; GRAW; GRAW: Physikalische Eigenschaften von Fettgewebe – Vergleichende Untersuchungen an Erwachsenen und Kindern als Grundlage für die Entwicklung virtueller Menschenmodelle. *Institut für Rechtsmedizin Universität München* 2009.

Der Wasserhaushalt

(Kapitel 2, Seite 27)

LEIPER: Intestinal water absorption--implications for the formulation of rehydration solutions. *Int J Sports Med.* 1998 Jun;19 Suppl 2:S129-32.

MCKENZIE; MUÑOZ; ELLIS et al.: Urine color as an indicator of urine concentration in pregnant and lactating women. *Eur J Nutr*. 2017 Feb;56(1):355-362.

PERRIER; BUENDIA-JIMENEZ; VECCHIO et al.: Twenty-four-hour urine osmolality as a physiological index of adequate water intake. *Dis Markers*. 2015:231063.

POPKIN; D'ANCI; ROSENBERG: Water, Hydration and Health. Nutr Rev. 2010 Aug; 68(8): 439-458.

SHIRREFFS; MAUGHAN: Urine osmolality and conductivity as indices of hydration status in athletes in the heat. *Med Sci Sports Exerc*. 1998 Nov;30(11):1598-602.

ZHANG; DU et al.: Urine color for assessment of dehydration among college men students in Hebei, China - a cross-sectional study. *Asia Pac J Clin Nutr*. 2017;26(5):788-793.

Die Regulierung des Wasserhaushaltes

(Kapitel 3, Seite 45)

Durst

BOUBY; FERNANDES: Mild dehydration, vasopressin and the kidney: animal and human studies. *Eur J Clin Nutr.* 2003 Dec;57 Suppl 2:S39-46.

MCKIERNAN; HOLLIS; MCCABE; MATTES: Thirst-drinking, hunger-eating; tight coupling? *J Am Diet Assoc.* 2009 Mar; 109(3): 486-490.

YOSTEN; SAMSON: Separating Thirst from Hunger. In: DE LUCA; MENANI; JOHNSON: *Neurobiology of Body Fluid Homeostasis: Transduction and Integration.* Boca Raton (FL) 2014.

Abschwächung des Durstgefühls bei älteren Menschen

BOSSINGHAM; CARNELL; CAMPBELL: Water balance, hydration status, and fat-free mass hydration in younger and older adults. *Am J Clin Nutr.* 2005 Jun;81(6):1342-50.

DAVIES; O'NEILL; MCLEAN et al.: Age-associated alterations in thirst and arginine vasopressin in response to a water or sodium load. *Age Ageing.* 1995 Mar;24(2):151-9.

MACK; WESEMAN; LANGHANS et al.: Body fluid balance in dehydrated healthy older men: thirst and renal osmoregulation. *J Appl Physiol* (1985). 1994 Apr;76(4):1615-23.

PHILLIPS; JOHNSTON; GRAY: Disturbed fluid and electrolyte homoeostasis following dehydration in elderly people. *Age Ageing.* 1993 Jan;22(1):S26-33.

PHILLIPS; BRETHERTON; JOHNSTON; GRAY: Reduced osmotic thirst in healthy elderly men. *Am J Physiol.* 1991 Jul;261(1 Pt 2):R166-71.

PHILLIPS; ROLLS; LEDINGHAM et al.: Reduced thirst after water deprivation in healthy elderly men. *N Engl J Med.* 1984 Sep 20;311(12):753-9.

Rolls; Phillips: Aging and disturbances of thirst and fluid balance. *Nutr Rev*. 1990 Mar;48(3):137-44.

Wassertrinken bei Primaten

Schmidt-Nielsen: The physiology of wild animals. *Proc R Soc Lond B Biol Sci*. 1977 Dec 13;199(1136):345-60.

Wasser im Alltag

(Kapitel 5, Seite 75)

Belastung des Leitungswassers mit Aluminium

McDougall: Alzheimers Disease is Caused by Chronic Aluminum Poisoning. www.drmcdougall.com 2017;6,16.
Mirza; King; Troakes; Exley: Aluminium in brain tissue in familial Alzheimer‘s disease. *J Trace Elem Med Biol*. 2017 Mar;40:30-36.
Tomljenovic: Aluminum and Alzheimer‘s disease: after a century of controversy, is there a plausible link? *J Alzheimers Dis*. 2011;23(4):567-98.
Walton: Aluminum involvement in the progression of Alzheimer‘s disease. *J Alzheimers Dis*. 2013;35(1):7-43.

Die Folgen des Wassermangels

(Kapitel 7, Seite 103)

Wasserzufuhr und Gesundheit

Popkin; D’Anci; Rosenberg: Water, Hydration and Health. *Nutr Rev*. 2010 Aug; 68(8): 439-458.

Stimmung und geistige Leistungsfähigkeit

Armstrong; Ganio et al.: Mild dehydration affects mood in healthy young women. *J Nutr*. 2012 Feb;142(2):382-8.

Bar-David; Urkin; Kozminsky: The effect of voluntary dehydration on cognitive functions of elementary school children. *Acta Paediatr*. 2005 Nov;94(11):1667-73.

Bonnet; Lepicard et al.: French children start their school day with a hydration deficit. *Ann Nutr Metab*. 2012;60(4):257-63.

D'Anci; Constant; Rosenberg: Hydration and cognitive function in children. *Nutr Rev*. 2006 Oct;64(10 Pt 1):457-64.

Edmonds; Crombie; Gardner: Subjective thirst moderates changes in speed of responding associated with water consumption. *Front Hum Neurosci*. 2013 Jul 16;7:363.

Fadda; Rapinett; Grathwohl et al.: Effects of drinking supplementary water at school on cognitive performance in children. *Appetite*. 2012 Dec;59(3):730-7.

Ganio; Armstrong; Casa et al.: Mild dehydration impairs cognitive performance and mood of men. *Br J Nutr*. 2011 Nov;106(10):1535-43.

Gouda; Zarea; El-Hennawy et al.: Hydration Deficit in 9- to 11-Year-Old Egyptian Children. *Glob Pediatr Health*. 2015 Oct 6;2:2333794X15611786.

Petri; Dropulic; Kardum: Effects of voluntary fluid intake deprivation on mental and psychomotor performance. *Croat Med J*. 2006 Dec;47(6):855-61.

Pross et al.: Effects of changes in water intake on mood of high and low drinkers. *PLoS One*. 2014;9(4):e94754.

Pross; Demazières; Girard et al.: Influence of progressive fluid restriction on mood and physiological markers of dehydration in women. *Br J Nutr*. 2013 Jan 28;109(2):313-21.

Stookey; Brass; Holliday; Arieff: What is the cell hydration status of healthy children in the USA? Preliminary data on urine osmolality and water intake. *Public Health Nutr*. 2012 Nov;15(11):2148-56.

Körperliche Leistung und Sport

Baillot; Hue: Hydration and thermoregulation during a half-ironman performed in tropical climate. *J Sports Sci Med.* 2015 May 8;14(2):263-8.

Burke; Eichner; Maughan et al.: American College of Sports Medicine position stand. Exercise and fluid replacement. *Med Sci Sports Exerc.* 2007 Feb;39(2):377-90.

Casa; Armstrong; Hillman et al.: National athletic trainers' association position statement: fluid replacement for athletes. *J Athl Train.* 2000 Apr;35(2):212-24.

Castro-Sepulveda; Johannsen; Astudillo et al.: Effects of Beer, Non-Alcoholic Beer and Water Consumption before Exercise on Fluid and Electrolyte Homeostasis in Athletes. *Nutrients.* 2016 Jun 7;8(6). pii: E345.

Cheuvront; Montain; Sawka: Fluid replacement and performance during the marathon. *Sports Med.* 2007;37(4-5):353-7.

Cheuvront; Carter; Castellani; Sawka: Hypohydration impairs endurance exercise performance in temperate but not cold air. *J Appl Physiol* (1985). 2005 Nov;99(5):1972-6.

Cheuvront; Carter et al.: Fluid balance and endurance exercise performance. *Curr Sports Med Rep.* 2003;2(4):202-8.

Kovacs: A review of fluid and hydration in competitive tennis. *Int J Sports Physiol Perform.* 2008 Dec;3(4):413-23.

Logan-Sprenger et al.: The effect of dehydration on muscle metabolism and time trial performance during prolonged cycling in males. *Physiol Rep.* 2015 Aug; 3(8): e12483.

Maughan; Shirreffs; Watson: Exercise, heat, hydration and the brain. *J Am Coll Nutr.* 2007 Oct;26(5 Suppl):604S-612S.

Maughan; Watson; Shirreffs: Heat and cold : what does the environment do to the marathon runner? *Sports Med.* 2007a;37(4-5):396-9.

Montain; Coyle: Influence of graded dehydration on hyperthermia and cardiovascular drift during exercise. *J Appl Physiol* (1985). 1992 Oct;73(4):1340-50.

Murray: Hydration and physical performance. *J Am Coll Nutr*. 2007 Oct;26(5 Suppl):542S-548S.

Paik; Jeong; Jin et al.: Fluid replacement following dehydration reduces oxidative stress during recovery. *Biochem Biophys Res Commun*. 2009 May 22;383(1):103-7.

Rehrer; Burke: Sweat losses during various sports. *Austr J Nutr Dietetics*. 1996;53(Suppl 4):S13-S16.

Shirreffs; Sawka: Fluid and electrolyte needs for training, competition, and recovery. *J Sports Sci*. 2011;29 Suppl 1:S39-46.

Szinnai; Schachinger; Arnaud et al.: Effect of water deprivation on cognitive-motor performance in healthy men and women. *Am J Physiol Regul Integr Comp Physiol*. 2005 Jul;289(1):R275-80.

Nierenfunktion

Bouby; Fernandes: Mild dehydration, vasopressin and the kidney: animal and human studies. *Eur J Clin Nutr*. 2003 Dec;57 Suppl 2:S39-46.

Choi; Park; Kyu Ha: High Water Intake and Progression of Chronic Kidney Diseases. *Electrolyte Blood Press*. 2015 Dec; 13(2): 46-51.

Clark; Sontrop; Huang et al.: Hydration and Chronic Kidney Disease Progression: A Critical Review of the Evidence. *Am J Nephrol*. 2016;43(4):281-92.

García-Trabanino; Jarquín; Wesseling et al.: Heat stress, dehydration, and kidney function in sugarcane cutters in El Salvador--A cross-shift study of workers at risk of Mesoamerican nephropathy. *Environ Res*. 2015 Oct;142:746-55.

Hilliard; Colafella; Bulmer et al.: Chronic recurrent dehydration associated with periodic water intake exacerbates hypertension and promotes renal damage in male spontaneously hypertensive rats. *Sci Rep*. 2016;6:33855.

LAUVERJAT; HADJ AISSA; VANHEMS et al.: Chronic dehydration may impair renal function in patients with chronic intestinal failure on long-term parenteral nutrition. *Clin Nutr*. 2006 Feb;25(1):75-81.

RONCAL-JIMENEZ; LANASPA; JENSEN et al.: Mechanisms by Which Dehydration May Lead to Chronic Kidney Disease. *Ann Nutr Metab*. 2015;66 Suppl 3:10-3.

WEGMAN; APELQVIST; BOTTAI et al.: Intervention to diminish dehydration and kidney damage among sugarcane workers. *Scand J Work Environ Health*. 2017 Jul 7. pii: 3659.

Harnsteine

ARMSTRONG: Challenges of linking chronic dehydration and fluid consumption to health outcomes. *Nutr Rev*. 2012 Nov;70 Suppl 2:S121-7.

EMBON; ROSE; ROSENBAUM: Chronic dehydration stone disease. *Br J Urol*. 1990 Oct;66(4):357-62.

OLAPADE-OLAOPA; AGUNLOYE et al.: Chronic dehydration and symptomatic upper urinary tract stones in young adults in Ibadan, *Nigeria. West Afr J Med*. 2004;23(2):146-50.

Abwehrkraft

CHISHAKI; UMEDA; TAKAHASHI et al.: Effects of dehydration on immune functions after a judo practice session. *Luminescence*. 2013 Mar-Apr;28(2):114-20.

Makula-Degeneration

BRINGMANN; HOLLBORN; KOHEN; WIEDEMANN: Intake of dietary salt and drinking water: Implications for the development of age-related macular degeneration. *Mol Vis*. 2016 Dec 22;22:1437-1454. eCollection 2016.

HOLLBORN; VOGLER; REICHENBACH et al.: Regulation of the hyperosmotic induction of aquaporin 5 and VEGF in retinal pigment epithelial cells: involvement of NFAT5. *Mol Vis*. 2015 Apr 9;21:360-77. eCollection 2015.

SHERWIN; KOKAVEC; THORNTON: Hydration, fluid regulation and the eye: in health and disease. *Clin Exp Ophthalmol*. 2015 Nov;43(8):749-64.

VELTMANN; HOLLBORN; REICHENBACH et al.: Osmotic Induction of Angiogenic Growth Factor Expression in Human Retinal Pigment Epithelial Cells. *PLoS One*. 2016 Jan 22;11(1):e0147312.

Allergien und Histamin

BROWN; STEVENS; HAAS: The physiology of brain histamine. *Prog Neurobiol*. 2001 Apr;63(6):637-72.

KJAER; LARSEN; KNIGGE; WARBERG: Dehydration stimulates hypothalamic gene expression of histamine synthesis enzyme: importance for neuroendocrine regulation of vasopressin and oxytocin secretion. *Endocrinology*. 1995 May;136(5):2189-97.

Kopfschmerzen

BHATIA; GUPTA; SRIVASTAVA: Migraine associated with water deprivation and progressive myopia. *Cephalalgia*. 2006 Jun;26(6):758-60.

BLAU: Water deprivation: a new migraine precipitant. *Headache*. 2005 Jun;45(6):757-9.

BLAU; KELL; SPERLING: Water-deprivation headache: a new headache with two variants. *Headache*. 2004;44(1):79-83.

SHIRREFFS; MERSON; FRASER; ARCHER: The effects of fluid restriction on hydration status and subjective feelings in man. *Br J Nutr*. 2004 Jun;91(6):951-8.

Spigt; Weerkamp; Troost et al.: A randomized trial on the effects of regular water intake in patients with recurrent headaches. *Fam Pract*. 2012 Aug;29(4):370-5.

Spigt; Kuijper; Schayck et al.: Increasing the daily water intake for the prophylactic treatment of headache: a pilot trial. *Eur J Neurol*. 2005 Sep;12(9):715-8.

Insulinresistenz, Diabetes, Arteriosklerose

Kant; Graubard: A prospective study of water intake and subsequent risk of all-cause mortality in a national cohort. *Am J Clin Nutr*. 2017 Jan;105(1):212-220.

Lang; Guelinckx; Lemetais; Melander: Two Liters a Day Keep the Doctor Away? Considerations on the Pathophysiology of Suboptimal Fluid Intake in the Common Population. *Kidney Blood Press Res*. 2017 Aug 9;42(3):483-494.

Thornton: Increased Hydration Can Be Associated with Weight Loss. *Front Nutr*. 2016 Jun 10;3:18.

Thornton: Angiotensin inhibition and longevity: a question of hydration. *Pflugers Arch*. 2011 Mar;461(3):317-24.

Thornton: Thirst and hydration: physiology and consequences of dysfunction. *Physiol Behav*. 2010 Apr 26;100(1):15-21.

Gesunde und schöne Haut

Palma; Marques; Bujan; Rodrigues: Dietary water affects human skin hydration and biomechanics. *Clin Cosmet Investig Dermatol*. 2015 Aug 3;8:413-21.

Palma; Tavares; Fluhr et al.: Positive impact of dietary water on in vivo epidermal water physiology. *Skin Res Technol*. 2015 Nov;21(4):413-8.

Dehydration im Alter

Bunn; Jimoh; Wilsher; Hooper: Increasing fluid intake and reducing dehydration risk in older people living in long-term care: a systematic review. *J Am Med Dir Assoc*. 2015 Feb;16(2):101-13.

Hooper; Bunn; Jimoh; Fairweather-Tait: Water-loss dehydration and aging. *Mech Ageing Dev*. 2014;136-137:50-8.

Jéquier; Constant: Water as an essential nutrient: the physiological basis of hydration. *Eur J Clin Nutr*. 2010;64(2):115-23.

Kenney; Chiu: Influence of age on thirst and fluid intake. *Med Sci Sports Exerc*. 2001 Sep;33(9):1524-32.

Thunhorst; Beltz; Johnson: Age-related declines in thirst and salt appetite responses in male Fischer 344×Brown Norway rats. *Physiol Behav*. 2014 Aug;135:180-8.

Delirium bei Pflegepatienten

Culp; Wakefield; Dyck et al.: Bioelectrical impedance analysis and other hydration parameters as risk factors for delirium in rural nursing home residents. *J Gerontol A Biol Sci Med Sci*. 2004;59:813-817.

Koopmans; van der Sterren; van der Stehen: The ‚natural‘ endpoint of dementia: death from cachexia or dehydration following palliative care? *Int J Geriatr Psychiatry*. 2007 Apr;22(4):350-5.

Lawlor: Delirium and dehydration: some fluid for thought? *Support Care Cancer*. 2002;10:445-454.

Voyer; Richard; Doucet; Carmichael: Predisposing factors associated with delirium among demented long-term care residents. *Clin Nurs Res*. 2009;18:153-171.

Sachwortverzeichnis

Verlagsanzeigen

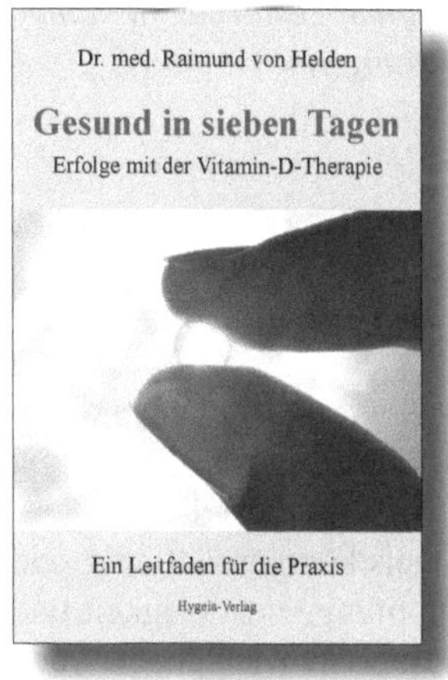

Dr. med. Raimund von Helden

Gesund in sieben Tagen

Erfolge mit der Vitamin-D-Therapie
Ein Leitfaden für die Praxis

28. Auflage
Taschenbuch, 150 Seiten
ISBN 978-3-939865-12-4

Vitamin-D-Mangel ist die Ursache vieler Erkrankungen und weit verbreitet. Starker Mangel kann zu Krämpfen, Muskelzucken und Muskelschmerzen führen, zu Unruhe, Schlafstörungen und Depressionen, zu Erschöpfung, Schwäche, Rücken- und Kopfschmerzen, Kältegefühl in Händen und Füßen sowie Kreislauf- und Durchblutungsstörungen. Bei all diesen Beschwerden und Erkrankungen ist oft eine schnelle Besserung und dauerhafte Heilung möglich.

Bleibt der Vitamin-D-Mangel lange Zeit bestehen, erhöht sich das Risiko für Bluthochdruck, Diabetes, Osteoporose, Autoimmunerkrankungen, Multiple Sklerose und Krebs. Um dies zu vermeiden, ist ein optimaler Vitamin-D-Spiegel ganzjährig anzustreben.

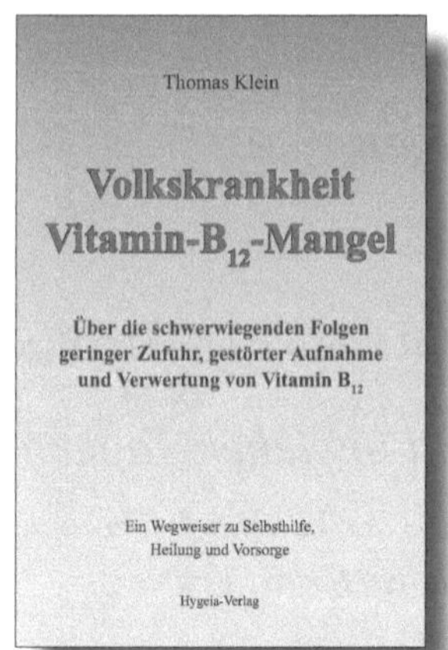

THOMAS KLEIN

Volkskrankheit Vitamin-B_{12}-Mangel

Über die schwerwiegenden Folgen geringer Zufuhr, gestörter Aufnahme und Verwertung von Vitamin B_{12}

Überarbeitete und erweiterte 7. Auflage
Taschenbuch, 184 Seiten
ISBN 978-3-939865-16-2

Der weitverbreitete Vitamin-B12-Mangel wird nur selten erkannt. Die Normwerte sind irreführend und eine gestörte Verwertung durch die Zellen ist nur mit hohem Aufwand festzustellen.

Die Folgen eines langjährigen Mangels können vielfältig und schwerwiegend sein: Chronische Erschöpfung, Lustlosigkeit und Kraftlosigkeit, Depressionen, Stimmungsschwankungen und Schlafstörungen, Allergie- und Infektanfälligkeit. Die Alterung wird beschleunigt und die gesundheitliche Verfassung verschlechtert sich. Auch die Nerven können Schaden nehmen, was sich in Schmerzen, Muskelzucken, Taubheitsgefühlen, Mißempfindungen und Lähmungen äußert. Arbeitsvermögen, Gedächtnis und Denkfähigkeit lassen nach. Sogar Senilität und Demenz können durch Vitamin-B12-Mangel verursacht werden.

Das Buch zeigt, wie wichtig die Vorbeugung ist, welche Schwierigkeiten bei der Diagnose bestehen und wie ein Mangel am sichersten zu beheben ist.

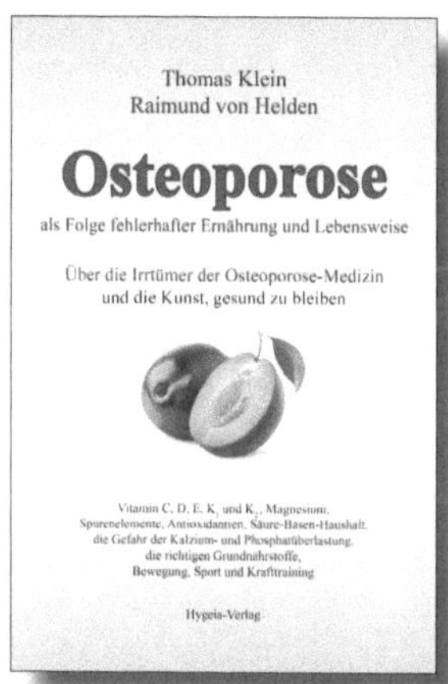

THOMAS KLEIN
RAIMUND VON HELDEN

Osteoporose - als Folge fehlerhafter Ernährung und Lebensweise

Über die Irrtümer der Osteoporose-Medizin und die Kunst, gesund zu bleiben

Fester Einband, 775 Seiten,
Lexikonformat (24 x 16 cm)
ISBN 978-3-939865-14-8

Osteoporose entwickelt sich unmerklich und wird meist unterschätzt. Betroffen sind nicht nur ältere Frauen, sondern zunehmend auch Männer. Oft beginnt der Knochenschwund bereits im frühen Erwachsenenalter.

Eine geringe Knochenmasse ist ein trügerischer Indikator für Osteoporose. Die eigentliche Gefahr ergibt sich aus der beschleunigten Alterung der Knochen, wodurch diese spröde und bruchanfällig werden. Mit dem Verfall der Gesundheit steigt zudem das Sturzrisiko und damit das Frakturrisiko.

Doch Osteoporose ist kein Schicksal. Jeder kann seine Knochen stärken, Muskelkraft und Körperbeherrschung trainieren, um Sturz- und Frakturrisiko auch im Alter geringzuhalten. Die Verfasser zeigen, worauf es ankommt; sie warnen vor populären, aber falschen Ernährungsempfehlungen, vor fehlerhaften Behandlungsansätzen und schädlichen Arzneimitteln.

Mit den richtigen Nährstoffen werden auch Wohlbefinden und Leistungskraft bewahrt; Sehnen und Bänder gestärkt; Gelenkbeschwerden, Bandscheibenschäden und Rückenschmerzen vermieden; ebenso Arteriosklerose, Herz- und Kreislauferkrankungen, Diabetes, Insulinresistenz, Übergewicht, Demenz, ...